BOOK

新自然主義

BOOK

新自然主義

如何挑選健康好房子

江守山醫師的安心選屋指南

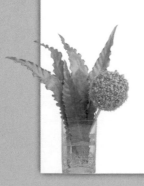

腎臟科名醫 江守山 著

【增訂版別冊】

《如何挑選健康好房子》座談會 ——221
江守山、江世雄、陳春銅、蔡建生、王雅麟

【推薦序】

一本教你健康安家的實用手冊　尹衍樑 ——8

仲介幸福從嚴選健康住宅開始　周俊吉 ——9

房子有把關，健康更加分　林裕峯 ——10

住得安心、活得更健康　陳俊旭 ——11

共同打造無毒家園　楊捷凱 ——13

健康，從住好宅開始！　王進祥、江世雄、鄭凱云 ——15

第一篇　你的房子夠健康嗎？

房屋和人一樣要健康檢查——20

家中隱藏著你不知道的毒——22

家，也會讓人生病——25

當心！買屋夢想變成夢魘——27

房屋有健檢，健康財產有保障——29

第二篇　病屋警報器：幫你的房子做健康檢查

台灣罹癌人數高成長——34

室內毒空氣，危害了腎功能——36

惡劣大環境，讓氣喘者激增——38

過量化學物，造成過敏反應——40

打造健康無毒的家——43

病屋警報
1 你家的空氣夠新鮮嗎？——44

你知道室內空氣又髒又毒嗎？——45

1→ 揮發性有機化合物──48

新房子的味道是一種警告──50

沒味道不表示沒問題──51

●江醫師特效藥1：選用綠建材標章材料及產品──53

●江醫師特效藥2：提高室內通風效率──55

●江醫師特效藥3：丟掉有害家具──56

●江醫師特效藥4：種植淨化空氣的植物──57

●江醫師特效藥5：使用觸媒淨化空氣──60

空氣殺手 2→ 石綿──60

石綿躲在常見的隔間板中──61

發病慢容易被忽略──62

●江醫師特效藥1：避免使用含有石綿產品──64

●江醫師特效藥2：拆除石綿產品請找專業人員──64

空氣殺手 3→ 氡氣──65

吸入氡氣易得肺癌──67

●江醫師特效藥：石材勿過度使用且務必通風──68

空氣殺手 4→ 超細懸浮微粒──69

超超細懸浮微粒對腦部傷害大──71

呼吸道、心臟、肺臟也是受害器官──73

●江醫師特效藥：減少室外懸浮微粒入侵──74

 5→ 黴菌孢子──76

●江醫師特效藥1：漂白水、控制溫濕度可杜絕黴菌滋生──78

●江醫師特效藥2：漏水盡快處理──79

 6→ 二氧化碳──80

●江醫師特效藥：增加新鮮空氣的流通──82

空氣殺手 7→ 一氧化碳──83

●江醫師特效藥：絕對不要把熱水器裝在室內或不通風處──97

結語：呼吸新鮮空氣，給你好氣色──88

 2 你家的水質夠乾淨嗎？──90

飲用水中隱藏危機──91

自來水污染程度高──91

進水池、水塔也要常檢查──92

井水、泉水喝不得──94

水殺手 1→ **重金屬**——96

　　重金屬傷腦又傷身——97

　　砷污染水土會致癌——98

　　●江醫師特效藥：選用合格可濾除重金屬的淨水器——100

水殺手 2→ **三鹵甲烷**——101

　　吸入三鹵甲烷傷害大——103

　　洗澡過久致癌率高——105

　　●江醫師特效藥1：保持適當通風——107

　　●江醫師特效藥2：飲水及用水事先過濾——107

結語：安全用水，從分層過濾做起——107

病屋警報 **3 你家的磁場夠好嗎？**——110

　　家中隱藏看不見的能量殺手——111

能量殺手 1→ **游離輻射**——113

　　射源難追蹤，輻射鋼筋可能在身邊——114

　　輻射屋檢查，買屋前不可少——115

　　●江醫師特效藥：拆除是唯一的辦法——117

能量殺手 2→ **低頻輻射**——117

　　低頻輻射隱藏家電中——118

　　高低頻電磁輻射，能免就該免——119

　　●江醫師特效藥：杜絕低頻輻射的可能來源——121

能量殺手 3→ **噪音**——122

　　噪音過多有害健康——125

　　低頻噪音讓人抓狂——126

　　●江醫師特效藥：改善窗戶隔音效果——127

能量殺手 4→ **光害**——128

　　從小睡覺沒光害，近視機率低且睡得好——130

　　●江醫師特效藥1：睡覺時隔絕光線才能健康入眠——131

　　●江醫師特效藥2：理想光線提升生活品質——132

結語：提升正面能量，健康有保障——135

病屋警報 **4 你家的結構夠安全嗎？**——136

　　買屋結構虛，讓人身心俱疲——137

　　不良建商是房子毒瘤——138

從外牆看房子結構——141

結構殺手 1→ 磁磚剝落——141

結構殺手 2→ 水垢、白華、壁癌——143

結構殺手 3→ 樑柱及牆面裂痕——144
- ●辨識訣竅1：裂縫的位置、方向、寬度很重要——145
- ●辨識訣竅2：鋼筋的彎角與續接學問大——147
- ●辨識訣竅3：混凝土的強度很重要——150

結構殺手 4→ 傾斜——151

結構殺手 5→ 海砂屋——152
- ●江醫師特效藥：修復裂縫或是補強結構——156

結語：裂縫不忽略，結構有保障——156

 5 你家的防火設備夠齊全嗎？——158

火災慘劇，身心俱傷——159

火 殺 手 1→ 電氣——160
- ●江醫師特效藥1：找合格電匠檢查施工——163
- ●江醫師特效藥2：選用防焰、防煙、抗高溫的電線材料——164
- ●江醫師特效藥3：提高廚房的配電量——164
- ●江醫師特效藥4：漏電遮斷器省不得——164

火 殺 手 2→ 鐵窗——172
- ●江醫師特效藥1：加裝偵煙感知器——167
- ●江醫師特效藥2：家中常備滅火器——169
- ●江醫師特效藥3：裝潢選擇防火建材——170
- ●江醫師特效藥4：裝潢前後請消防技師檢查——170

結語：火災預防有準備，生命財產有保障——171

 6 你家的地板夠止滑嗎？——172

滑倒死亡率遠高於大腸癌——173

摔跤殺手 1→ 拋光石英磚等不良廚浴地板設計——174
- ●江醫師特效藥1：選擇通過美國ASTM標準的地板——177
- ●江醫師特效藥2：使用止滑液或是止滑條——178

摔跤殺手 2→ 樓梯設計不良──179

摔跤殺手 3→ 地板高低差──180

結語：地板選擇多費心，大人小孩少摔跤──181

房屋醫師的健康叮嚀 房屋健康指南──182

打造健康好宅的訣竅──183

挑選「強壯」中古屋有撇步──189

房屋健康檢測表──194

房屋裂縫檢測DIY──196

第三篇 選屋放大鏡：幫你挑出買屋五大陷阱

購屋先調查，降低財損風險──205

買屋陷阱 1→ 黑心建商──207

●江醫師特效藥1：向一案建商說NO──208

●江醫師特效藥2：上網摸清建商底細──210

買屋陷阱 2→ 不良仲介──210

●江醫師特效藥1：服務評價可當指標──214

●江醫師特效藥2：找專業人士當靠山──214

買屋陷阱 3→ 危險基地──214

●江醫師特效藥：了解基地背景和環境──217

買屋陷阱 4→ 不當合約──242

●江醫師特效藥1：確認產權，地主勿過多──244

●江醫師特效藥2：相關文件瞧仔細──245

●江醫師特效藥3：留意履約保證的陷阱──249

買屋陷阱 5→ 驗收不實──251

●江醫師特效藥1：丈量實際坪數莫馬虎──252

●江醫師特效藥2：留意窗戶角隅裂縫──252

●江醫師特效藥3：別被假的排風扇騙了──253

●江醫師特效藥4：注意木門上的白蟻──253

●江醫師特效藥5：確認消防設施是否健全──254

●江醫師特效藥6：漏電遮斷器少不得──254

房屋醫師的買屋叮嚀 房屋交易有要訣──256

【推薦序1】

一本教你健康安家的實用手冊

拜讀了江醫師的原稿之後，感到非常的敬佩。我深信江醫師是一位極有愛心與社會責任感的醫師。

這是一本少數從使用者角度撰寫的書，把許多與住房有關的事情，用簡明的語言闡述的清清楚楚，解釋了住屋與居住者之間化學性與物理性的關聯。人世間的每一件事情都有其原因，但人類並沒有方法去解釋每一件事情。以病人而言，如果找對了病因，而且能除去病因，疾病症狀往往可以減輕，或是痊癒。然而有些疾病與居住的環境有關，如果不針對這些致病的原因加以改善，而只有打針吃藥，則可能並無幫助。我建議已經有房子的讀者，能依循江醫師在書中的指點，認真檢視住家的缺失而設法加以改善，而正要購買房屋的讀者，更可以本書為參考，尋求較安全的房子。

我是個土木工程師與房地產業者，對江醫師與營建有關的專業知識佩服不已，願意鄭重的推薦此書給讀者。而且，潤泰營建集團會預訂300本，相信這本書會使我們同仁的知識更充實與豐富。

尹衍樑（潤泰集團總裁）

【推薦序2】
仲介幸福從嚴選健康住宅開始

　　我常如此自許，房仲業不只是仲介房子的產業，也應該是仲介幸福的產業！要幸福，一定要夠健康，要健康就先要做好體檢。因此，我要求公司每位同仁都要定期接受體檢，這是權利也是義務，因為沒有健康，什麼都談不上。同理也可以應用在房子上。

　　房屋是大多數人一生中最大的一筆交易，也是窮其一生努力的夢想，因此，協助民眾選擇一間好的住宅，是我選擇從事仲介業必須盡到的社會責任。

　　正如本書作者江醫師所說，買到有重大疾病的房子可說是一輩子的傷痛，更可能對生命財產造成重大的戕害。很高興看到江醫師加入提倡房屋健檢的行列，非常感佩作者身為腎臟科知名醫師，能跨領域用淺顯易懂又兼具醫師專業的語言，以生花妙筆讓消費者輕鬆了解到住宅對健康的影響，並很有系統地分析房子的大大小疾病，預期本書必可幫助更多人知道如何選擇好的住宅，遠離疾病的威脅，值得向社會大眾大力推薦。

　　信義房屋在2007年便開房仲風氣之先，首創「購屋四大保障」服務，包括影響房屋交易安全甚鉅的成屋履約問題、國人購屋糾紛排行第一的漏水問題、影響結構安全減少房屋壽命的海砂屋，以及看不見的隱形殺手輻射屋等等，就如同江醫師所言的幫房屋做「重大疾病」體檢。

　　在此誠懇推薦這本好書，並期盼大家開始重視嚴選健康的居住環境，守護您的家與心愛的家人！

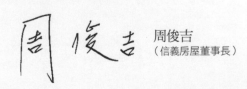

周俊吉
（信義房屋董事長）

【推薦序3】

房子有把關，健康更加分

在過去，大部分的人都認為生病和一個人的身體好壞大有關係，而身體的好壞，往往取決於飲食、運動等個人的生活習慣，鮮少有人會把病怪罪到環境上面。然而，隨著科技的進步，帶動了大環境的改變，而這些改變在不知不覺中，也影響了一個人的身體機能。這是不容忽視的一個趨勢，很高興江醫師不但注意到了，而且更願意挺身而出向大家提出呼籲。

身為腎臟專科醫師，自然而然的會特別留意生活周遭的「毒」，江醫師繼為魚把關之後，再次將關注重點放在大多數人都忽略的居家環境之毒上面。因為有他的抽絲剝繭，才猛然驚覺到，原來「家」也有這麼多會影響身體機能的「殺手」，而這些殺手在不知不覺中，啃蝕了我們健康的本錢。

很榮幸能夠在本書出版前搶先閱讀，江醫師用他幽默的筆調、實證醫學的角度，揪出被大多數人都忽略，而且是從未聽聞的「居家毒素」，而這些新觀念想必可以幫助許多找不到病因的人，回頭檢視居家環境是否隱藏一些危害身體的毒素，對於一些想要裝修房子、買房子、租房子的讀者，可以從中領會選擇更健康、更安全的安家訣竅。

尤其，江醫師在書中提出了「房子也要健檢」的觀念，這是相當新潮的想法，同時也相當的實用。現代人已經習慣用健康檢查的方式來看看自己的身體是否生病了，那麼對我們健康與安全影響如此之大的房子，當然也要定期健康檢查！我相信有了江醫師提供把關的中肯建言，一定可以讓每個人擁有更健康的居家生活環境，以及更美好健康的人生！

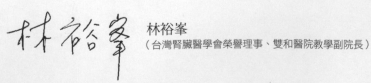

林裕峯
（台灣腎臟醫學會榮譽理事、雙和醫院教學副院長）

【推薦序4】

住得安心、活得更健康

記得我在擔任精神科治療師時，常會要求精神病人畫「人、樹、房子」的測驗。訓練有素的治療師，可以從患者手繪的圖中窺測他或她許多內心的秘密，藉以設計治療性活動，輔導病人恢復心理健康。由此可見，在心理層面，人與房子的關係有多麼密切！其實，現代人的一生，有長達90%是待在房子裡，在戶外的時間其實相當少，一個房子的好壞，更深深影響一個人的生理健康。

看完江醫師所寫的《如何挑選健康好房子》一書，心中無比震撼。雖然過去20年來，我好像在無形中逐步落實江醫師書中的點點滴滴，但書中所描述的，又超越我所知道的更多，真是獲益匪淺，更佩服江醫師的用心與苦心。

回台3年半，我一直在尋找理想的居住環境。為了找尋無污染的環境，我上網用Google Earth的衛星圖，俯瞰大台北的森林覆蓋現況，因此從原來緊臨工業區的西北方搬到東南方的山區，現在雖然比不上以前在國外的家，但我已經覺得很幸福，因為回到家可以聞到山的味道。窗外山上原始的植被，彷彿是一個巨大的空氣淨化器，日夜不停地在淨化台北盆地飽受污染的空氣，每天開窗睡覺，我發現睡眠品質變得更好了、醒來也更有精神。

房子的內部，我也挺注意的。搬到新家，前任屋主的新裝潢還殘留一些甲醛，意外發現室內植物果真有吸附甲醛的效果，讓我放心不少；至於潮濕與黴菌的問題，其實只要細心去預防，都可以讓住家變得很乾淨。

由於自然醫學的洗禮，使我重拾健康，因此希望能就所學，幫助周圍的人遠離病痛、恢復健康，這是我在美國看診、在台灣諮詢、國內外巡迴演講、上大眾媒體的主要動力來源。在台北的諮詢過程中，我發現台北人的

過敏比美國人更加普遍而且難治，後來證實不少人的病因原來出自家裡的壁癌，以及住家附近的空氣污染。

　　一般人只認為過敏是由過敏原所引起，但很多人卻不知道，黴菌與毒素會嚴重干擾免疫系統，使過敏惡化或者無法痊癒。台灣潮濕多雨，屋頂滲水或水管漏水的情形相當普遍，導致牆壁成了黴菌的溫床，家中空氣充滿黴菌孢子，如此一來，免疫系統怎麼可能好得起來呢？建議這些深受過敏折磨的人，除了抓漏、除壁癌之外，還有最後一招，那就是「搬家」。

　　台灣洗腎率全世界第一，我本來以為起因於糖尿病與高血壓的嚴重失控，但看了書中的統計數字，才知道台灣人腎臟不好，原來也與環境毒素、室內的揮發性有機化合物污染密切相關。尤其最近20年來，全世界腎絲球腎炎的罹患率，已從2.8%提升到20.2%，我猜台灣的情況可能更嚴重。

　　這本書是我看過最詳盡的房屋檢查書籍，除非你是遊牧民族，否則只要住在房子裡，就該詳讀。尤其，江醫師毫不藏私地公開房屋檢查的秘訣，鉅細靡遺教導如何判斷、檢查、改善住宅的安全，面面俱到幫助大家打造一個全方位的健康房屋。誠摯推薦給每一位住屋、買屋、租屋者，仔細研讀後自我評估居家環境，更希望政府相關部門擔當者都能夠參閱本書，盡力督導並維護民眾的身家財產安全。

　　建議您不但要自己看，而且還要拿給親朋好友、左右鄰舍看，因為，居住環境是大家共享的，別人家污染了環境，或是無心破壞了房子結構，您難免也會遭受池魚之殃。更何況，現代人真的是群居動物，很難獨善其身，我們除了把自家顧好、也要兼顧社區、甚至整個社會國家，這樣才能「共好」。最後，祝大家住得安心、活得更健康！

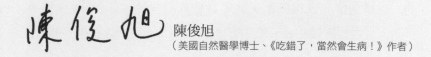

陳俊旭
（美國自然醫學博士、《吃錯了，當然會生病！》作者）

【推薦序5】
共同打造無毒家園

　　台灣近幾年的尿毒症新生率高居世界第一，堪稱「尿毒之島」，以江醫師的腎臟科專業而言非常不願樂見，況且國人罹癌比例節節升高，甚至在臨床上還發現很多找不到「元兇」的疾病，更令他憂心忡忡。

　　隨著一篇篇「病態建築」的報告出爐，江醫師深深覺得居家環境與癌症、腎臟病、氣喘、過敏等有很大的關聯，意識到要追求終極的健康除了食物以外，「住」的健康也不容忽視。在國外，推廣「無毒家園」早已行之有年，他們有房屋檢驗士為民眾的居家環境把關並開立檢驗證明，由此可見，維護居家環境健康本應該是一種常態性的生活習慣與基本需求。

　　以現代建築裝潢材料來說，大多含有甲醛、甲苯等揮發性有機化合物，而這些有毒氣體長達3～12年才會達到安全揮發量，如果長時間與之「共存」，將會造成許多器官功能的病變。如何避開有毒的揮發性有機物質，江醫師呼籲裝潢時至少使用符合各國法令規範的「健康綠建材」。

　　我深知綠建材與一般建材的差異性，政府從2000年推動綠建材標準制度至今，通過的產品總數不及一百件（包括地板、隔音板、油漆、水泥等多種）。不過至少政府已經在推廣，並且要求新建的公有建築物，其「室內裝潢面積」及「地板面積」總面積最少使用5%的綠建材產品，等於是政府為廠商做了保證。但是，由於我國工廠大舉外移，許多建材仰賴進口且良莠不齊，如果國人對自己的身心健康缺乏新知，無法嚇阻「黑心產品」，一生便將飽受病痛之苦。身為綠建材產業發展的一分子，除了努力推動相關產業的提升與精進之外，更希望能夠提供消費者正確的資訊且爭取獲得青睞。

　　非常敬佩江醫師能洞悉國人「生病元兇，源於有毒房屋」，特此表達敬
意，更祝其大作能廣為傳閱，人人汲取「健康房屋」的新觀念，共同打造無毒
家園，將環境之毒減到最低，讓你我的身心靈可以得到真正的放鬆與修復。

楊捷凱
（台灣歐德傢俱榮譽董事長）

說明：國內「綠建材標章」的內涵，是依據建築生命週期「原料之採取、製造、使用
　　　廢棄、再生」訂定四大範疇，包括無匱乏危機且低人工處理的「生態綠建材
　　　（Ecological）」；人體健康低危害之「健康綠建材（Healthy）」；高效能、高品質
　　　之「高性能綠建材（High-performance）」；國內廢棄物再利用所製之「再生綠建
　　　材（Recycling）」，以為促進「人居健康」、維護「生態環境」、提升「產業競爭
　　　力」、致力於「人本健康、地球永續」之精神。

【推薦語】

健康，從住好宅開始！

　　市面上充斥著太多購屋理財、裝潢翻修的書，獨獨少了一本以消費者立場而寫的健康安家實用指南。

　　難能可貴的是，作者江守山醫師以自身醫學領域提出住宅健康環境見解之外，同時將建築師、結構技師、地政士、律師等專業知識融會貫通，提出身心健康與財產安全兩者兼顧的入住好宅新觀念。

　　以台灣人一生中平均只有1.7次買房子來說，一旦住錯或買錯房子，可是會讓人貧病纏身的，因此買屋、租屋、裝潢前可得多聽多看，別讓無知毀了你的終生幸福。

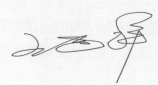
王進祥
（中華民國地政士公會全國聯合會榮譽理事長）

　　自1983年留美返國，一直從事建築結構設計。參與過數不清的新建築規劃，也完成超過200棟建築結構設計，自覺對房屋有相當的了解，但看過本書初稿，才忽然發覺自己所知侷限一隅，尚有許多盲點。

　　江守山醫師藉由其深厚的醫學背景，以全方位的觀點，深入淺出的文字、預防重於治療的概念，教導讀者，如何購買一棟安全的房屋，打造健康

的居家環境。書中特別強調，環境包括了有形的裝潢建材、油漆、飲用水，以及無形的空氣、電磁波，都在不知不覺中影響著我們的健康。

　　大家都知道結構安全的重要性，卻也容易遺忘。921地震發生迄今已逾8年，災區的慘況大多數人可能都已經忘記。但是，還有許多受損房屋陷於無法居住，又因住戶利益互相衝突，意見不一而無法改建的窘境。藉此機會提醒讀者，購屋除了地段、造型、建材外，千萬要注意最基本的房屋結構安全。

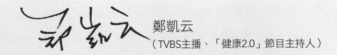

江世雄
（台灣省結構技師公會理事長）

　　健康是一種態度，更是您選擇的生活方式。

　　北上就學、就業後，我換過6、7個居住地點，曾住過不到5坪且沒窗戶的雅房，也住過美輪美奐的新裝潢大樓。過去找房子，我只在乎租不租得起？地點方不方便？還有自己喜不喜歡？一直不知道住得好不好、對不對，跟健康大有關聯，一直到在「健康兩點靈」節目跟江醫師接觸後，才知道學問這麼大！

　　一般人都很鐵齒，非得等到疾病找上門才會警覺，但江醫師從腎臟科醫師、魚醫師，再到房子的健檢醫師，就是想防患未然，阻斷可能的致病源，讓健康生活從每一分鐘開始。

鄭凱云
（TVBS主播、「健康2.0」節目主持人）

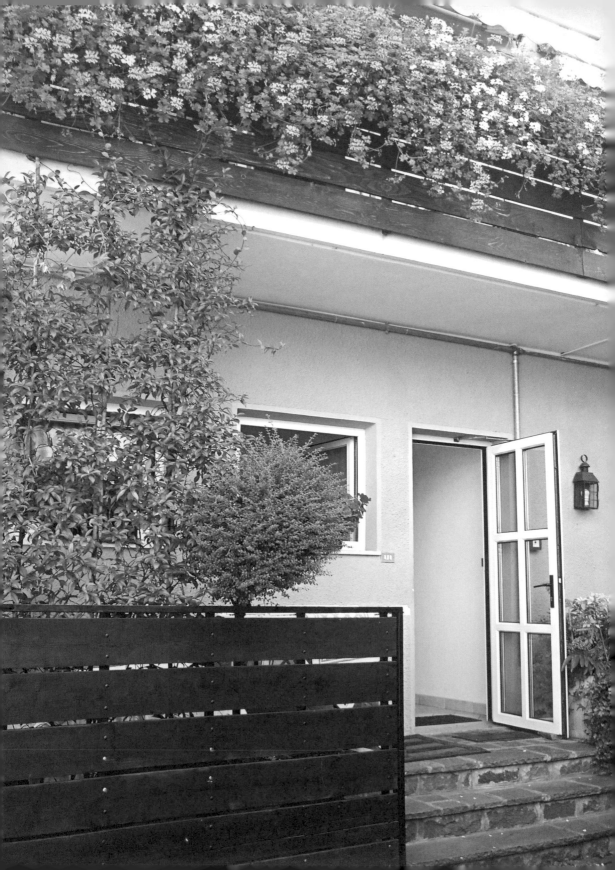

第 1 篇

你的房子夠健康嗎？

美麗的房子，人人愛，

特別是經過裝潢，有如電視、電影的場景般華麗、高雅的美麗家園，

更是大多數人一輩子追求的夢想。

但不論你是買的還是租的、是新的還是舊的、是氣派豪宅還是溫馨小築，

你可能忽略了──你所打造的舒適家園恐怕是披著羊皮的狼，

一不小心，就會吞噬你和家人的健康與幸福！

因為你只看到氣派的家具，卻沒想過會致癌的甲醛已經滲透身體；

因為你只在意優雅的櫥具，卻低估了含重金屬的用水已經侵蝕健康；

當你一心想要隔絕戶外髒空氣的同時，

卻絲毫不曾防備比戶外空氣還要髒上10倍的居家空氣……

現在，你是不是該想一想，你住的房子，除了夠舒適，也夠健康嗎？

■房子和人一樣要健康檢查

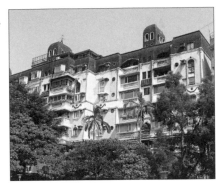

「房屋和人一樣，要健康檢查喔！」一開始，當我這樣說的時候，很多人都覺得不可思議，我不怪他們，就像當初我提倡「魚」也要健康檢查一樣，總是有人會質疑，這樣會不會太多此一舉了？但只要經我進一步說明，大家都可以認同，原因是——健康無價！如果魚身上所含的毒會導致我們人生病，魚當然要做檢查，這樣才能吃得安心！

那麼住呢？你有沒有想過，我們的居家環境裡頭，也有這樣的「毒瘤」存在，小至讓你頭昏眼花，大則可能讓你重病纏身，甚至威脅到生命財產。你知道我們家中到底隱藏了多少可能會導致你生病或是生命財產損失的危險因子嗎？這些看不到的隱形殺手都躲在哪裡？到底有沒有辦法可以預防呢？所以我繼「幫魚健檢」之後，再度提出「房屋健檢」的主張！

邱太太（化名）是一個飽受陰道炎困擾的女士，求醫多年，卻都沒有改善。雖然用藥可以讓症狀緩解，但是並不能徹底根治，雖然不是非常嚴重的「大病」，但卻也讓她吃足了苦頭，而醫師也百思不得其解，因為這麼棘手的陰道炎的確少見。奇怪的是，只要邱女士出門旅行，她的陰道炎便會不藥而癒……

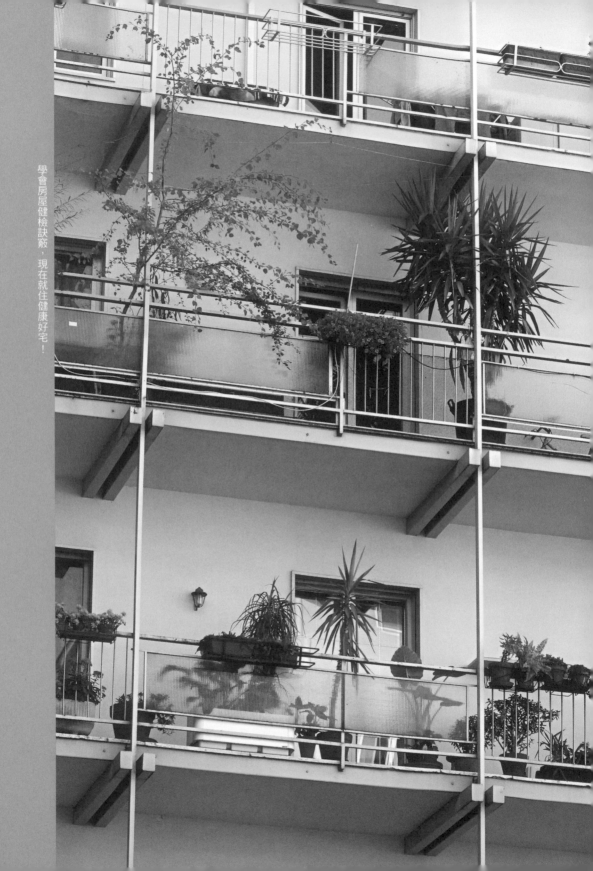

學會房屋健檢訣竅，現在就住健康好宅！

徐先生（化名）經常會莫名其妙的腹痛，他看了很多位醫師，卻都查不出原因。更慘的是，從抽血驗尿的報告中發現，他的腎功能也在慢慢衰退中。這種情況很讓人害怕，可是醫師們也都束手無策……

上面是國外醫學報告中的真實個案。當你聽到這兩位遭遇時，你會怎麼想？「唉，他們大概是太倒楣了，所以才會一直反覆出現同一個症狀。」還是「他們一定是體質不好，最好要重新調養體質。」又或者是「他們有可能是風水不好，或者是撞了邪，才會醫不好，最好去拜拜！」

以上的這些說法，都是一般人對生病的正常反應，首先先怪自己的身體，如果真的沒辦法怪罪，就只好怪家中的風水、或是鬼神上面。其實上面的幾種看法中，有一個比較接近正確答案，那就是他們的病，和「家」其實大有關係！

■家中隱藏著你不知道的毒

我們待在室內的時間，幾乎占了一生中90％之長，其中又以家待最久，而且正因為是自己的家，所以大多數的人都是以最舒適、最放鬆的心態看待，很少人會懷疑最安全的避風港，其實也有可能成為兇險之地。

過去醫學研究總是把焦點放在病菌、病毒和人身上，認為會導致人生病的原因，都是一些討人厭的微生物，很少有人質疑過「家」是

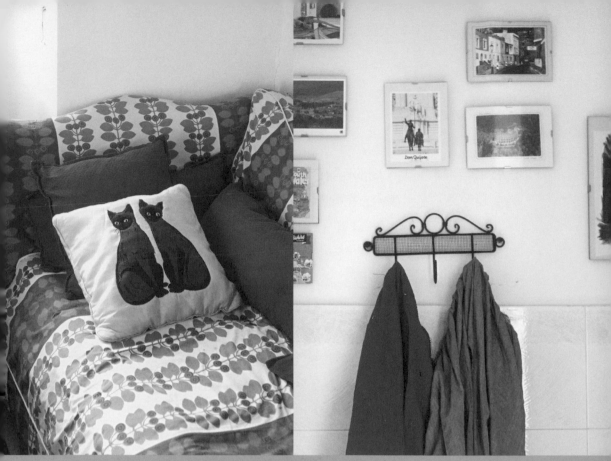

重視飲食養生，更要重視居家空間、建材、家具等的健康需求。

不是也會讓人生病。可是當現代的不明疾病越來越多，像先前提到徐先生找不出原因的腹痛，或是邱太太總是反覆發作的陰道炎等，就算有些疾病在過去已經出現了，但卻在近一、二十年內明顯增加。這些現象都讓身為醫師的我忍不住懷疑，除了微生物外，是不是還有我們所忽略掉的「致病原因」。

以腎臟科疾病為例，像原本傳統腎臟病的第二狠角色——局部性腎絲球硬化症（在1～4年中使得病患開始永久洗腎；至於第一個狠角色是新月形腎炎，常在3個月內使得正常人永久洗腎），在2006年的美

國醫學報告中發現，局部性腎絲球硬化症在美國不但是造成尿毒症的最主要腎炎，在台灣也有相同的演變趨勢。

為什麼局部性腎絲球硬化症會成長的如此快速呢？原本把疾病關注在微生物身上的醫師們，開始積極研究，最後他們終於找出了原因，原來問題出在「環境」上。從國外的醫學研究中已經證實，環境中的總揮發性有機化合物（簡稱TVOC），就是造成局部性腎絲球硬化症的最大元兇。

或許你會問，住家為什麼會有各種的揮發性有機化合物呢？我又不住在工廠或是奇怪的地方？事實上，因為環境的改變，讓原本可以遮風避雨、最讓人安心的家，也開始成為一個危險、病態的居所！例如，我們最初所使用的家具都是天然木，但隨著家具製造業的技術精進及經濟、環保的需求，我們開始大量使用合成木來製造家具。使用合成木當然無可厚非，但是為了要將木屑成型，很多業者會大量使用黏著劑，而許多黏著劑都含有揮發性有機化合物，如甲醛等，因此就容易造成室內的甲醛濃度過高；還有我們為了降低自來水受細菌污染，因而在水中添加了氯，但卻沒有想過氯和水中的有機物會形成三鹵甲烷，而三鹵甲烷會隨著飲水或是洗熱水澡的水蒸氣進入人體，對我們造成傷害。

這正是讓現代人難以預防的原因，因為這些危險因子並不會大剌剌的告訴你「危險勿近」，而是隱藏在家中——有毒的裝潢材料或水中等。

■家，也會讓人生病

　　想想，生活在暗藏毒性的家裡頭，人又怎麼會健康呢？現在我來告訴你，邱太太和徐先生到底出了什麼問題，其實他們都是因「家」而生病的個案。

　　幸運的邱太太在遍訪美國婦科名醫後，遇到了愛麗卡‧艾利特醫師（Dr. Erica Elliott），她仔細問診後發現，只要邱太太外出旅行，陰道炎就會改善，因此醫師開始懷疑，會不會是她家中的環境出了問題。果然，當她進一步調查後發現，問題點正是該女士的家中浴缸。

　　原來邱太太有每天泡澡的習慣，但因為她家的用水偏酸性，加上熱水管是銅管，導致熱水管中的銅離子遇到酸而大

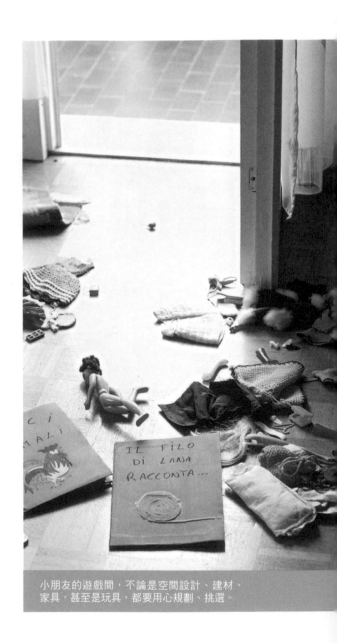

小朋友的遊戲間，不論是空間設計、建材、家具，甚至是玩具，都要用心規劃、挑選。

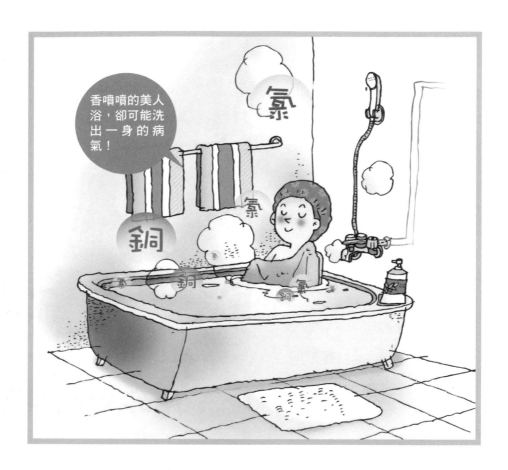

　　量釋出到浴缸中，由於水中的銅離子會刺激陰道黏膜，所以邱太太才會有陰道炎反覆發作的困擾。

　　由於是房子「生病」了，導致邱太太生病，因此只要對症下藥，將浴室的熱水管換成不鏽鋼管，邱太太的陰道炎當然也就痊癒了。幸好，最近台灣的熱水管多採用不鏽鋼管或鍍鋅鐵管。

　　至於徐先生就不像邱太太那麼幸運了。因為會導致腹痛和腎功能衰退的疾病非常多，要查到真正病因相當困難。還好，他遇到了一位肯仔細追查的醫師，發現徐先生的問題也是出現在洗澡。原來徐先生家中的浴缸底部的琺瑯質已經磨損，導致最下層的金屬外露，所以當徐先生泡澡的時候，陰囊便直接碰觸到含鉛的金屬板，長期接觸的結果，多量的鉛便透過皮膚進入身體，於是引起了鉛中毒的現象。

　　從這兩個國外案例，我們不難發現儘管只是小小的浴缸，都有可能讓我們的健康受到影響，更不用提那些漂浮在空氣中的懸浮微粒、無色的甲醛和甲苯、石材引起的氡氣輻射、電氣配置不當引起的低頻電磁波、每天飲用可能含鉛或含三鹵甲烷的水等，都有可能損害我們的身心健康，嚴重的話，一個原本幸福美滿的家庭，很有可能被一個「不健康」的房子毀了，因此我們怎能不留心、不注意、不在乎呢？

■當心！買屋夢想變成夢魘

　　先前提到病態的毒房子，會讓我們身體健康受到威脅，但在買屋租屋的過程中如果不慎重，也有可能會讓財產受到損失。另外，如果在買賣或租賃前，對房子的背景、安全結構的調查不充足的話，也有可能會住到消防設備不足、違建、夾層、傾斜、龜裂或是混凝土強度不足的房子，這些「危險因子」就如同先前提過的甲醛、三鹵甲烷等一樣，會對我們的健康及生命財產造成威脅，絕對大意不得。否則，你一生夢想的房子恐怕轉眼成空，還會變成永無止境的夢魘，可就得

不償失。

　　根據統計，在台灣每人一生中平均買房子1.7次，正因為大多數的人都是久久才買一次，一來經驗不足，加上對變動頻繁的地政、建築等法規不熟悉，幾乎沒有一個人在買房子的時候可以稱得上是專家，拍胸脯保證自己絕對不會受騙。況且，和鄰近國家相比，在整個家計單位負債中，香港和台灣的房貸比重最重（見表1）；至於房貸負債比率占國內生產毛額比重也很高，像香港就高達40.8%，台灣38.5%也不低，而房市蓬勃發展的中國已經占了11.6%，可見買房子對一個家庭的負擔有多麼的大，不但直接影響了財務，同時對生活和健康品質也會有影響。

（表1）亞洲各國房貸負債比率

年度 地區	2002年	2003年	2004年	2005年	2006年	2007年 9月底
香港	62%	60.9%	58.2%	55.5%	52.1%	54%
台灣	43.2%	47.2%	53%	58.3%	56.7%	56.8%
新加坡			51%	49.4%	46.4%	47.4%
馬來西亞	47.2%	49.2%	50%	52.5%	53.1%	53.7%
韓國	32.5%	34.9%	35.3%	37.6%	40.8%	41%
泰國			24.5%	24.7%	23.7%	23.5%
印尼	5.4%	6.7%.	8.2%	9.1%	8.5%	8.3%
菲律賓	5.3%	4.8%	5.2%	4.7%	4.2%	4.2%

資料來源：亞洲開發銀行

　　歐美先進國家的人民買房子，大部分會委託專業的買方經紀人，由經紀人來篩檢出適當的房子後，再透過經紀人和仲介公司斡旋，因此買房子的人通常也會較有保障。但台灣目前的作法，大多是非專業的消費者自行去面對成天在房市中打滾的專業售屋人員，如果不想吃虧，事先做足功課是非常必要的。

■房屋有健檢，健康財產有保障

　　殊不論是像空氣、飲水等可能會引發身體病痛的健康殺手，或是測出結構不良、輻射鋼筋等會導致生命危害的危險房子，亦或是揪出惡劣建商、無理合約等會造成財產損失的買賣陷阱，都在我說的「房屋健檢」概念中。或許你會認為，幫房屋做健康檢查應該是有錢人才有資格、有機會、有意願做的事，如果你這麼想，那可就大錯特錯了。通常經濟上越不寬裕的人，越沒有冒險的「本錢」，關於這一點，我們醫院的小張可就清楚的很。

　　小張是醫院的傳送員，薪水不高，和太太存了好久才終於買了生平第一間房子。當他知道我全力推廣健康房屋時，便希望他的房屋也能做一次健康檢查。聽他這麼詢問，門診的護士便好奇的問小張：「你的房子多少錢買的呢？」小張說：「花了500多萬呢！」護士笑著說：「那你的房屋不需要健康檢查啦！只有豪宅才需要健康檢查！」但小張不以為然的說：「誰說的，有錢的人可能有本事買好幾棟豪宅，這間有問題，他頂多換買另外一間房子，可是我可能這一輩子就

買這一間房子，怎麼可以大意！」

小張說得沒錯！我覺得健康房屋的概念並不是豪宅的專利，一般民眾更應該要留意居家環境對身體健康的影響，如果因為買錯了房子、或是用錯了裝潢材料，導致身體狀況越來越差，進而影響家裡的財務狀況，那才得不償失呢！甚至是租屋族，在租房子前，恐怕也得特別留意一下房子的安全結構，像是消防逃生、熱水器的安置等，以確保居住的安全，如果租的房子裡頭含有「危險因子」，像是石綿等，則最好盡量避免承租，以免對身體健康造成危害。

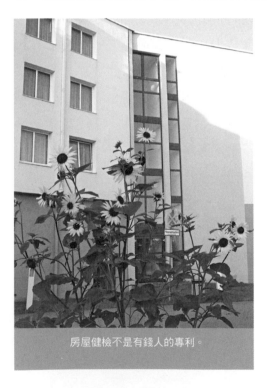

房屋健檢不是有錢人的專利。

由於房子的健康指標牽涉太多專業層次，因此我會在第二篇「病屋警報器：幫你的房子做健康檢查」中，告訴你在「空氣」、「水」、「能量」、「結構」、「電氣」、「防滑」等六大居家面向裡，躲著哪些隱形殺手，以及要如何自保，並與專業結構技師告訴你，如何一眼看出結構有問題的房子；同時，更提供打造健康好宅的訣竅、挑選中古屋的撇步、房屋健康檢測表等。

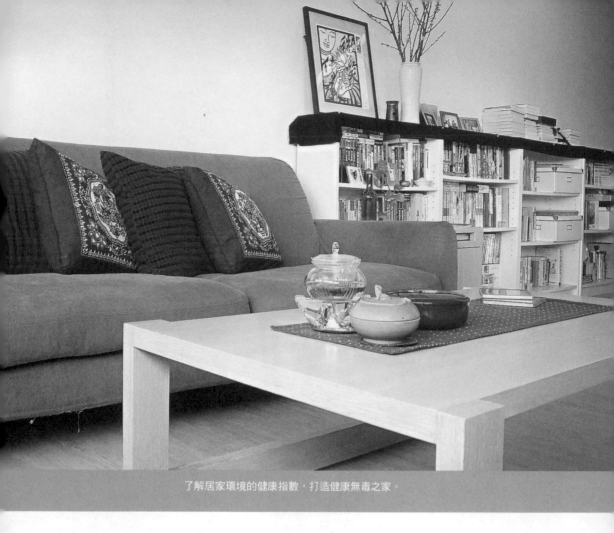

了解居家環境的健康指數，打造健康無毒之家。

　　接著，在第三篇「選屋放大鏡：幫你挑出買屋五大陷阱」中，告訴你如何調查房子的背景，避開可能影響居家安全的險惡背景，如「淹水、順向坡、或填方地基等，也會和專業的地政士及律師一同告訴你，不肖建商和仲介有哪些常用手法，以及你要如何買房子不吃虧上當。

　　不論你是想要了解自家的健康指數，或者是正打算要買預售屋、中古屋、租房子或裝潢房子等，在看完這本書之後，你就可以自己進行檢測，避開可能的危險因子，打造一個健康無毒的樂活家園。

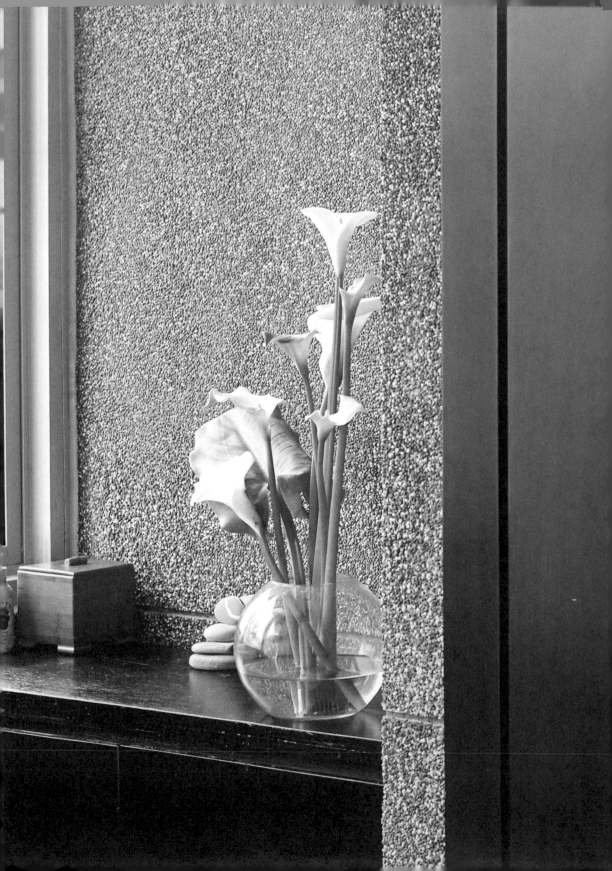

幫你的房屋做健康檢查

不論你的家是買的還是租的，
你都相信它是可以遮風避雨、給你依靠的場所。
可惜的是，你不知道它有可能也會生病、讓你身心飽受摧殘⋯⋯
因為當你躺在沙發上看電視、
或是陪孩子趴在地上畫圖時，一定不曾防備過，
牆壁油漆、電視櫃等木製家具等正持續逸散出高濃度的毒氣，
傷害著你的肝、腎和神經系統！
當你和孩子開心的洗著泡泡浴時，
可曾知道高濃度的三鹵甲烷已經隨著蒸氣，
讓你和孩子的肺烏煙瘴氣、傷痕累累！
一氧化碳中毒、房子倒塌、火災等新聞是否讓你感到可怕呢？
或者你自己、還是家人正飽受不明病痛的折磨呢？
事實上，房屋和你一樣需要健康檢查，才能真正住得安心！

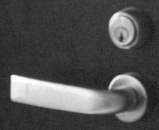

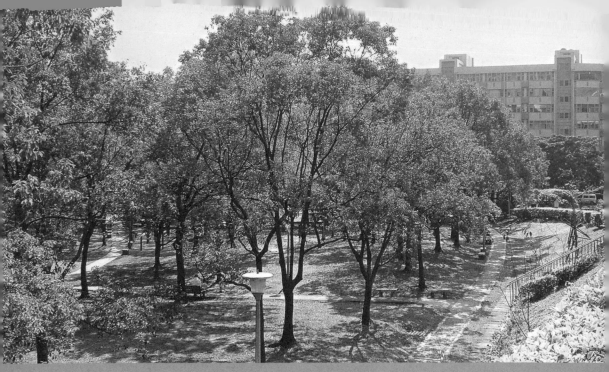

台灣罹癌死亡率居高不下，原因在於忽略了居家環境對健康也會有很大的影響。

■台灣罹癌人數高成長

　　我常常擔憂一件事，生活在台灣，很多人因為訊息不完整或是錯誤，而讓自己暴露在「高危險指數」下而不自知，這是相當危險的一件事。所有疾病的發生，在可以預防的階段都是最省錢而有效的，一旦當疾病開始傷害身體時，不論是對個人、還是整個社會成本，都要付出很大的代價。

　　身為腎臟科醫師，我在臨床上發現很多疾病都是最近一、二十年才開始大量出現，像是癌症、氣喘、過敏、肝、腎疾病等，在在都顯示了環境變化，對我們身體產生的巨大影響。

　　以癌症來說，台灣的癌症死亡率在近25年以來，一直高居第一，這實在是一個奇特的現象，事實上，全球各國中，癌症死亡率居冠的

國家並不多，而台灣罹癌的人在10年內卻成長了百分之百，這個現象讓人相當擔憂：到底哪個環節出了問題呢？除了國人的生活習慣、飲食習慣外，是不是還有影響我們健康的關鍵因素呢？當我進一步探究原因，才發現過去被我們所輕忽的「住家環境」正是對我們身心健康造成重大影響的隱形殺手之一。

　　大部分的人都認為自己的家裡空氣品質沒有問題，但日本在2005年調查了國內50間房屋的室內空氣品質，發現有30％的房屋總揮發性有機化合物（簡稱TVOC）濃度高於日本室內品質的標準，試想像日本採用低揮發性建材這麼多年來，居然還有30％的房屋不及格，讓我不得不懷疑台灣的情況怎麼可能會比較好？

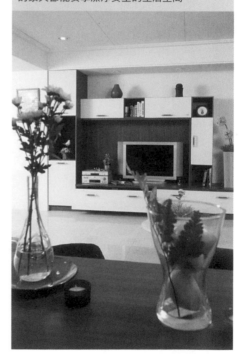

和你我生活相伴的絕大多數是合成建材、高科技產品等，因此千萬要保持室內空氣的流通，並盡可能選購無毒的建材和家具，讓住在裡面的家人都能安享潔淨安全的生活空間。

■室內毒空氣，危害了腎功能

很多疾病的發生都會受到環境影響，例如花粉症的盛行會在春暖花開的時節，而可怕的瘧疾也跟雨量有關，至於我們比較熟悉的流行性感冒則會因為氣溫下降而開始大流行。事實上，房子和人體的健康，又比先前所提的環境變化還要來得密切，因為早在40年前，醫界就已經證實不良的房子有可能會導致癌症的發生。當時國外的公衛研究發現，掃煙囪的工人很容易得到膀胱癌，原來煙灰裡的煤焦油，就是一種致癌物。由於在當時打掃煙囪的工作是由煙囪工人來做，一般人並不會去打掃自家的煙囪，因此這些工人成了最大的受害者。

從40年前的公衛研究到近期，房子和疾病的關聯，更出現了令人擔憂的現象。我就以腎臟科的疾病——局部性腎絲球硬化症（簡稱FSGS，亦稱局部腎小球硬化症）來做說明。腎絲球硬化症是腎絲球腎炎的一種，主要會出現蛋白尿、血尿、腎功能衰退等症狀，患者有可能會感覺到水腫、小便有泡泡、貧血引起的頭昏眼花、膚色黑黃、噁心、嘔吐等，最後常常導致尿毒症。大約20年前，這可以說是相當罕見的病理報告，但全球的病歷報告已經從2.8％提升到20.2％，這是不容小覷的一件事。

過去對這種腎炎的增加，不太了解其原因，有些人甚至會懷疑是不是基因上有了什麼改變，才會導致這種疾病增加如此快速，事實上人類基因相當穩定，人類出現在地球已經400萬年，但是現代人和400萬年前的人，基因相似度仍高達99％，所以不可能有任何一個基因會

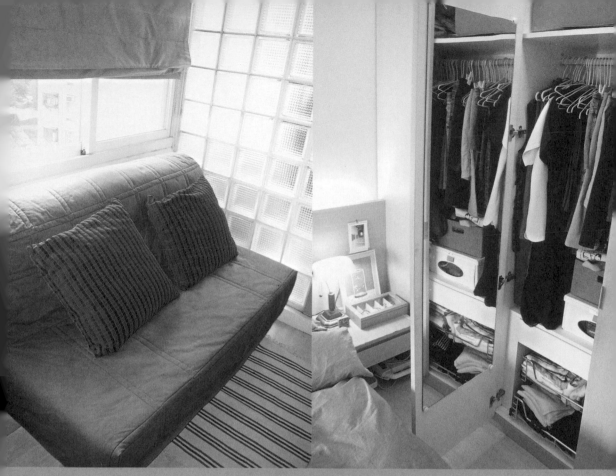

醫學界已經將致病研究從病菌、飲食等，轉而關注生活的大環境，以房子的陳設來說，像家具、沙發、地毯、地板、油漆牆面等等，都隱藏著致病的甲醛、塵蟎、黴菌、懸浮微粒等問題。

讓某疾病在短短20年內增加近10倍之多，唯一可以解釋的就是環境的變化（雖然局部性腎絲球硬化症的發生率也和使用海洛因有關，不過這15年來我所接觸局部性腎絲球硬化症的腎炎患者，還沒有一位是服用海洛因的病人）。

事實上，從最近的臨床研究中可以發現，很多局部性腎絲球硬化症的發病和暴露在空氣中的總揮發性有機化合物有關，揮發性有機化合物包括致癌的甲醛、甲苯、二甲苯、苯乙烯等。近數十年來，我們

開始大量使用含各種揮發性有機化合物（簡稱VOCs）的合板、黏著劑、油漆、地毯、塑膠窗簾、壁紙等來裝潢住家，所以室內揮發性有機化合物便越來越多，加上像是乾洗衣物等現代行為，都讓我們大量暴露在有毒的揮發性有機化合物中。

局部性腎絲球硬化症是一種很難治療的腎炎，不但常常導致尿毒症，即使治得好，也要連續用幾個月的高劑量類固醇及細胞毒性藥物，這過程絕對不會讓你好受的。因此，我深深覺得，若要避免得到這種腎臟病，最重要的方法就是避免室內環境的毒害。

再舉一個關於房子和疾病關係的例子，長庚大學毒物科的林杰樑教授曾在新英格蘭醫學期刊上發表過一篇報告，他表示若暴露在鉛中，將導致免疫球蛋白甲型腎絲球腎炎（簡稱IgA腎病變），而且不論是自來水管中的鉛，或是油漆掉下來的鉛，都極有可能讓暴露其中的人得到腎絲球腎炎。可見房子環境的好壞與否，絕對和人體健康有脫不了的關係，而且是越來越有關係。

■惡劣大環境，讓氣喘者激增

當然，環境造成人體的不適並不單單腎臟方面而已，還有一個令人相當棘手的問題，就是氣喘。

在我念小學的時候，班上並沒有任何一位同學上課時會需要用到氣喘用的噴劑，然而在今日，一班裡頭就有好幾個小朋友得帶著噴劑去上學。目前全球的氣喘患者在短短30年內，就增加了快10倍。據估

計全世界每250人死亡數中，就有1人是因氣喘而過世的，國內最有名的案例是紅遍國內外的藝人鄧麗君。要知道，依照這種增加的趨勢，到了2025年將有45%～59%的全球人口可能都有氣喘病。

（表2）美國25年來氣喘患者不斷增加中

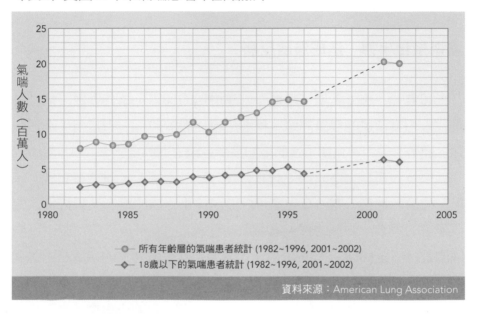

資料來源：American Lung Association

　　表2，是美國25年來氣喘患者增加的數據，其中，綠色線表示所有年齡層的氣喘患者統計，橙色線條表示18歲以下的氣喘患者數據，我們可以很容易的看出，這兩條線都向上攀升中，在1982年之前，氣喘患者的數量是相對少的（其中，1982年的數據是累計前5年的數字統計的，一般數據發表多需要5～10年長時間的觀察統計）。

根據醫學研究，氣喘的發作與室內空氣中的懸浮微粒、黴菌孢子、貓、蟑螂、塵蟎等有關。不過，我要特別說明的是，國際上的氣喘盛行率並無法用目前所知道的的氣喘致病原因來解釋。也因此，氣喘人數居高不下的現象非但讓人感到憂心，同時對醫生來說更是氣餒，因為醫學進展的程度竟然比不上環境和病菌對人所造成的傷害。

■ 過量化學物，造成過敏反應

和氣喘一起隨著環境變遷而急遽增加的疾病，還有過敏，這也是現代人相當頭痛的健康問題。特別是現在過敏的孩子相當多，不但照顧上面勞心勞力，也讓家長們增加不少金錢方面的支出。

很多人都以為造成過敏的罪魁禍首是「塵蟎」，通常在我們的床單、枕頭、地毯、布沙發上都可以發現這小生物的蹤影。根據行政院環保署的調查，75％的國人家中都有塵蟎，而且每公克的灰塵中，塵蟎的數量高達1萬隻，有很多研究也認為台灣學童90％的過敏是由這個小生物所引起。

我想問：這個400萬年前就和人類生活在一起的小生物，真的能在近幾年「功力大增」，造成這麼大的影響嗎？根據研究，400萬年前人類的居住環境中，早就有塵蟎的存在了，我們怎麼可能會對過去和平相處的小生物「忽然」過敏了！如果塵蟎真的是造成過敏的大部分原因，當我們將環境中的塵蟎隔絕後（例如使用防塵蟎寢具等），就應該能夠降低過敏發作的機率才是，但事實上大多數的研究證實，過敏

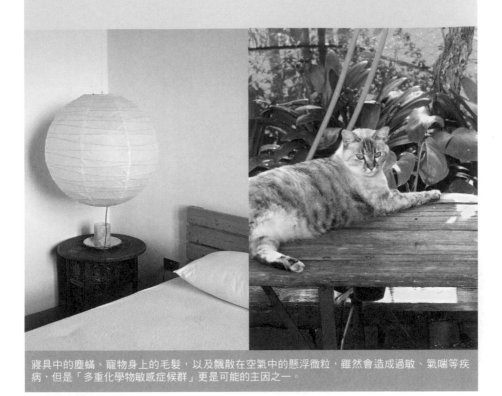

寢具中的塵蟎、寵物身上的毛髮，以及飄散在空氣中的懸浮微粒，雖然會造成過敏、氣喘等疾病，但是「多重化學物敏感症候群」更是可能的主因之一。

的發作並不會因此而大幅降低，所以可以推論，塵蟎對於過敏的影響力被過度的誇張了。

　　那到底是什麼原因造成過敏呢？其實，常見的過敏原如雞蛋、魚等也都跟人類相處了幾百萬年了，怎麼現在才開始反引起過敏、氣喘？答案在「多重化學物敏感症候群」。由於近年來大量使用的室內化學物，例如各種揮發性有機化合物、殺蟲劑等，不但直接毒害居住者，更扮演激化身體過敏反應的關鍵角色，使得我們的身體對原本相對無害的東西變成了過敏原，也因此現代的人才會飽受過敏之苦，而苦無根治的良方。

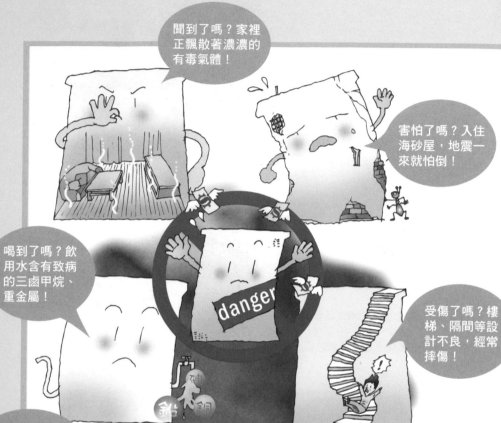

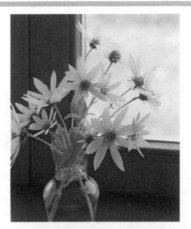

◎健康好宅的10項安家指南

到底怎樣的房子才是健康好宅？我認為一間健康的房屋應該擁有下列10項要件：

1. 堅固的房屋建築結構
2. 新鮮、清淨、充足的空氣
3. 潔淨、無毒、無重金屬的家庭用水
4. 低輻射的居家環境
5. 適度的居家照明
6. 低噪音的居家空間
7. 控管良好的室內溫濕度
8. 保持止滑防跌及無障礙的空間（地板及樓梯等）
9. 無毒性的裝修材料
10. 適當的火災偵測及消防設備

■打造健康無毒的家

正因為臨床上看到許多患者，因為房子的問題導致健康受損，加上文獻及醫學報告屢屢證實環境和健康的因果關係，我開始相信，房子做為人類的第三層皮膚，對身體健康有著非常大且超乎你想像的影響力。

想要降低居住環境對我們身體的傷害，最好且最直接的方式，就是從居住的「家」開始著手，打造一個健康、無毒的居家環境，給健康一個最佳的防護罩。

首先，我將分別從「空氣」、「水」、「能量」、「結構」、「電氣」、「防滑」等六大居家健康警報做進一步的說明。

病屋警報 **1**

你家的空氣夠新鮮嗎？

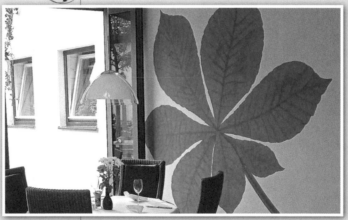

常見的居家空氣迷思

● 外面的空氣比較髒？

● 裝潢好的房子，通風一陣子就可以住了？

● 人的多寡和空氣好壞無關？

● 沒人在家，就應該緊閉門窗才對？

■你知道室內空氣又髒又毒嗎？

　　陽光、空氣、水，是我們生存的必要條件。在工業高度發展的今日，空氣的污染已經成為全球的頭痛問題，各大小汽車所排放的廢氣、工廠煙囪的黑煙等，都讓大家深刻感受到，生活周遭的空氣還真髒。想必大家都有這樣的經驗，那就是出門一趟，回家用面紙隨意擦拭一下臉部，就會發現髒得可以。正因為外面的空氣明顯很髒，所以大家也容易產生一個迷思，那就是：外面的空氣比室內空氣髒10倍！所以現代人多半習慣將門窗緊閉，深怕外面的髒空氣會跑進來污染了住家空氣。

　　坦白說，和戶外相比，室內空氣的含氧量明顯低於戶外，而且室內和室外空氣對人的影響是不同的，事實上，室內室外的空氣各有對人體不好的物質存在。室外主要是二氧化氮（NO_2）及柴油車所排放的懸浮微粒為主，而室內則是以二氧化碳（CO_2）、揮發性有機化合物，如甲苯、甲醛、二甲苯等，這些氣體的濃度都會比室外明顯高出好幾倍。

　　朱太太（化名）很高興在年前買到了新房子，為了趕在過新年的時候娶媳婦，她要求裝潢師傅趕工，讓她可以趁著結婚大喜的日子，也讓所有的親朋好友看看她這棟美宅第。

　　就在搬去新家沒多久後，朱太太開始全身發癢，這讓她覺得很不舒服，想想最近也沒吃到什麼不乾淨的食物，怎麼會有類似過敏的情形呢？

　　醫師回答是「過敏」，但究竟是什麼引發她的過敏則無法斷言，不過醫師

提醒朱太太，並不一定是「食物所引起的過敏」，有時候「環境」也有可能會引起身體的過敏反應。

在排除是因為食物引起的過敏後，朱太太決定要揪出造成她皮膚癢的元兇，於是她先從住家環境著手，看看到底哪裡出了問題？

事實上，除了家具及建材外，我們常用的一些居家用品，往往也含有甲醛等有害物質，只不過通常不自覺罷了！然而你可知道，世界衛生組織（WHO）已經將甲醛列入一級致癌物質，長期接觸甲醛容易引起慢性呼吸道疾病、不孕症、畸形兒、女性月經紊亂、妊娠綜合症，以及導致鼻腔、口腔、咽喉、皮膚和白血病（血癌）等各器官的罹癌機率大增。

還有夏天常用的蚊香，這個從老祖母時代已經在使用的趕蚊子好幫手，居然也有毒！根據國內的醫學研究顯示，經常使用傳統蚊香可能會導致罹患肺癌的機會增加，因為蚊香燃燒時會產生懸浮微粒與甲醛等致癌物；該研究更指出，蚊香燃燒的過程中排放的微粒量等同於130根香菸的排放量，而燃燒完所釋放出的甲醛則等於50根香菸的甲醛量。

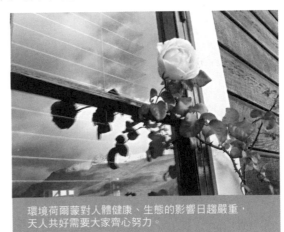

環境荷爾蒙對人體健康、生態的影響日趨嚴重，天人共好需要大家齊心努力。

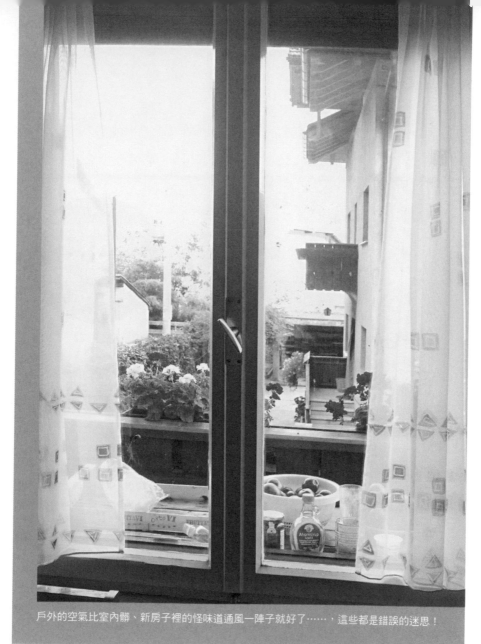

戶外的空氣比室內髒、新房子裡的怪味道通風一陣子就好了……，這些都是錯誤的迷思！

　　除了常聽到的甲醛、懸浮微粒外，室內還會有些含有放射線的氣體，如氡氣（Radon），都會在我們長時間處於密閉空間的時候，對人體產生影響，甚至造成嚴重的傷害。

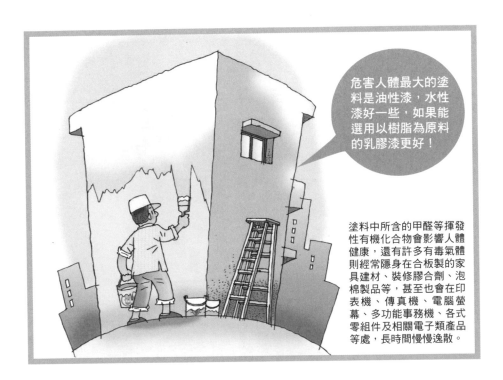

危害人體最大的塗料是油性漆，水性漆好一些，如果能選用以樹脂為原料的乳膠漆更好！

塗料中所含的甲醛等揮發性有機化合物會影響人體健康，還有許多有毒氣體則經常隱身在合板製的家具建材、裝修膠合劑、泡棉製品等，甚至也會在印表機、傳真機、電腦螢幕、多功能事務機、各式零組件及相關電子類產品等處，長時間慢慢逸散。

空氣殺手 1　揮發性有機化合物（VOCs）

揮發性有機化合物有很多種，像是常聽到的甲醛、甲苯等，而揮發性有機化合物濃度越高對人體的殺傷力越大。

　　想必大家都有裝潢過房子或是去過朋友新家的經驗，那麼對於「新房子」的特殊氣味一定不會感到陌生。但這所謂「新房子的味道」正是揮發性有機化合物逸散出來所造成的，而你已經在有毒氣體

的氛圍，卻不自知。

前面提到的朱太太，事實上，就是因為暴露在揮發性有機化合物中，才會導致皮膚癢的過敏症狀。經專業人員檢查後發現，朱太太家裡的總揮發性有機化合物確實超過環保署建議的上限值0.3mg/m^3。這樣的結果讓朱太太很詫異，因為剛裝潢房子的時候，她很留意裝潢材料的材質，而且家中陳設也相當精簡，儘管家裡的甲醛數字是在安全值0.1ppm內，但總揮發性有機化合物含量還是過高。後來才發現，這和朱太太使用精油大有關係，不過問題不大，只要注意通風便可改善。

可見引起朱太太過敏的還有其他原因。原來，朱太太的房子是剛交屋的新大樓，所以時時有住戶在裝修房子，因此

◎新房子的怪味道哪裡來？

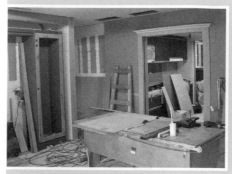

如果未能選用綠建材，在裝潢施工時甲醛等揮發性有機氣體就會飄散在空氣中。

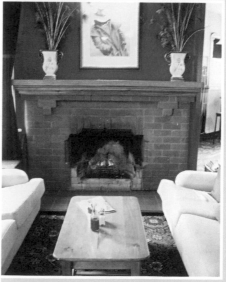

裝潢好的怪味道會影響身體健康，輕則全身小毛病不斷，大則器官受損、致癌！

只要一進電梯，便可以明顯感受到裝潢的味道，氣體是會流通的，所以她家中的總揮發性有機化合物的含量也會因此增加，在這樣的環境下，較敏感的體質就很容易引發不適感。

坦白說，現代居家環境中揮發性有機化合物如此之多，主要是拜木材加工業的進步所賜。以往，原木製成家具後，其剩料往往會被丟棄，但隨著原木取得困難、生態環保意識提升後，木材加工業者開始將木頭剩料加上黏著劑做成裝潢或是建材用的層板或夾板，然後再貼上美美的外皮，這樣就成了幾可亂真，又經濟實惠的家具或建築材料。過去，我們總認為新家一定會有味道，但不知道這些味道主要來自於裝潢、家具或油漆等所散發出來的揮發性有機化合物。

■新房子的味道是一種警告

談到新房子的味道，很多人都會說，沒關係，這是難免的，只要過一陣子就沒有味道了。所以認為剛裝潢好的房子只要開放通風一陣子就沒事了，但其實不然。國外的研究已經證實揮發性有機化合物大約需要3～12年才能使揮發量降到安全的範圍，試問你可以等上好幾年才搬進去住嗎？

為什麼揮發性有機化合物如此可怕呢？其實，可怕的並不是那股味道，而是警示氣味的背後，藏著可怕的殺傷力。事實上，不論是甲醛、甲苯等都是會造成癌症的可怕殺手，然而現代不論是合板的桌子、椅子、窗簾、地毯裡，都含有高濃度的揮發性有機化合物，所以

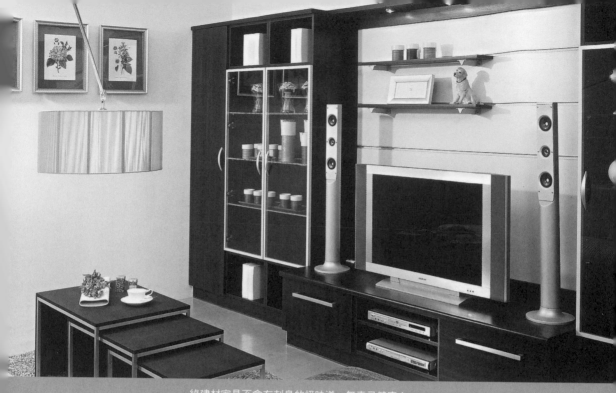

綠建材家具不會有刺鼻的怪味道，無毒又健康！

如果不慎選，這些可怕的氣體隨時會侵入身體，造成視聽覺不適、神經系統受損、神經質、憂鬱症、記憶混淆、迷亂、握力變弱、肺中毒、肝腎功能受損等，嚴重的話還會導致癌症病變。

　　要如何知道家中是否有過高的揮發性有機化合物呢？其實最簡單易辨的方法就是用自己的鼻子聞聞看。如果房子聞起來有新房子的味道，那麼不用懷疑，鐵定有過高的揮發性有機化合物。

■沒味道不表示沒問題

　　去看過預售屋現場的人，一定對樣品屋印象深刻。當代銷人員引你進入樣品屋時，你一定會聞到「味道」，因為樣品屋通常在銷售

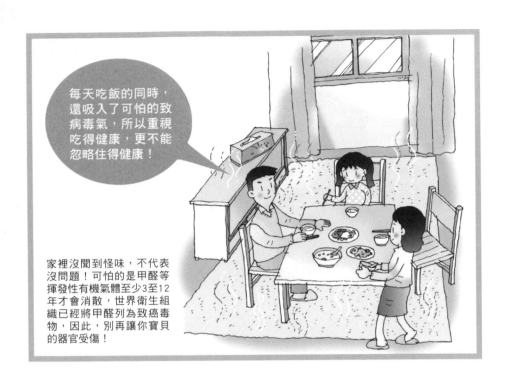

期後就會拆掉，所以材質當然不會太好，想當然爾，揮發性有機化合物的濃度自然會很高，但這也是目前無法避免的一個現況。不過自家居住時，一定要能避就避。可是要謹記一點，因為人的感覺靈敏度有限，沒味道並不等於沒問題，如美國胸腔醫學會建議空氣中甲醛濃度不能超過0.1ppm，但其實在0.8 ppm以下就很難聞到了。

新房子我們或許可以用鼻子來聞，那老房子怎麼辦？除了添購新家具有可能聞到一些味道外，我們又該如何檢測呢？由於檢測總揮發性有機化合物需要有特別的儀器，因此若想確切知道家中是否有過高

的揮發性有機化合物，最好的方式還是委託專業機構進行房屋健檢。

　　我要特別提醒讀者，由於白天幾乎沒人在家，所以往往門窗會緊閉，這時候揮發性有機化合物的濃度就會大幅提升，等到傍晚時全家都回來了，這些濃濃的有害氣體，剛好陪著大家共進晚餐……，想起來還挺恐怖的！

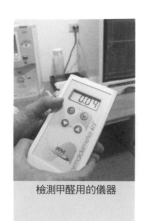

檢測甲醛用的儀器

江醫師特效藥 1　選用綠建材標章材料及產品

　　想要避免家中有過多的揮發性有機化合物，最好的原則當然是「預防勝於治療」，最好在裝潢及選購家具前，就要求裝潢業者或是家具製造者使用不含揮發性有機化合物的材料。

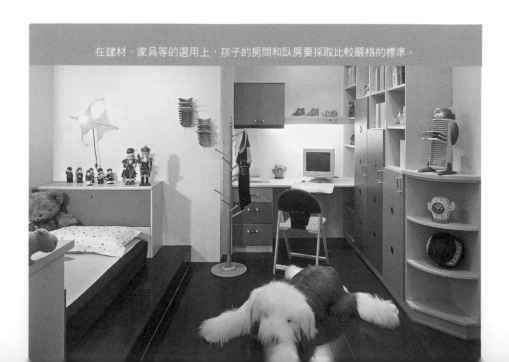

在建材、家具等的選用上，孩子的房間和臥房要採取比較嚴格的標準。

很多人在裝潢房子的時候，總喜歡就價格和業者討價還價，想著怎樣才能比較省錢，卻沒想過業者為了賺錢，會不會提供符合健康安全的材料呢？健康是無價的財富，因此在殺價之餘，裝潢前一定要指定使用符合各國綠建材標章的材料，因為一旦不向室內設計師或裝潢業者要求的話，那麼，大部分所採用的材料，大都會含超過建議上限值的揮發性有機化合物。

我個人認為，裝潢材料的品質可以視使用地點的不同，而略有寬嚴不一的標準，像是孩子的房間、臥房等建議採取比較嚴格的標準，至於客廳由於使用的時間有限，因此可以略微降低標準，但原則上最低的標準不應低於綠建材的健康標準。

◎綠建材哪裡有？

內政部已經委託民間機構進行綠建材的標章認證，因此在選購或是指定裝潢材料時，建議至少要指明健康綠建材標章的材料，或是其他各國認證過的建材，才能確保安全，需要的讀者可至內政部建築研究所網頁查詢已核定的綠建材廠商。

內政部建築研究所／綠建材標章
網站：http://www.cabc.org.tw/gbm/HTML/website/comp_index.asp

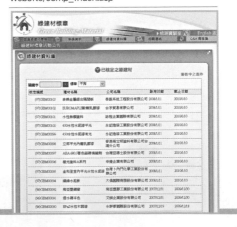

江醫師特效藥 2
提高室內通風效率

　　當家中的揮發性有機化合物濃度過高時，最好的方法就是增加通風。我們每個人每分鐘就需要10公升的新鮮空氣，然而由於長年使用冷氣（現在流行的分離式冷氣絕大部分沒有辦法交換新鮮空氣），加上國人普遍錯誤的認為室外空氣比較髒，因此室內新鮮空氣的交換量便明顯不足。相較之下，日本在這方面的要求就比我們高出許多。日本的房子在設計的時候，一定會要求裝上通風設備，然而我們卻沒有這樣的作法，端賴屋主的想法而定。

　　事實上，如果室內空氣交換量不夠的話，除了會有揮發性有機化合物，還有接下來會提到的二氧化碳、一氧化碳等

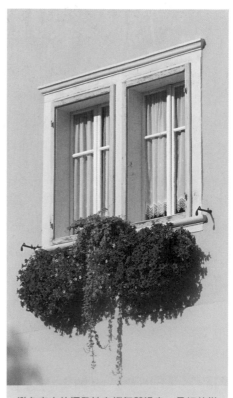

避免家中的揮發性有機氣體過高，最好的辦法就是保持通風、對流。

濃度也會相對提高，而這些氣體在密閉空間內更會產生毒物累積的效果。所以想要減少有毒氣體的傷害，良好的通風是絕對必要的。

　　以我自己的辦公室為例，當初在裝潢時，已經盡量不要採用含有揮發性有機化合物的物料，同時為了維持室內的空氣品質，採取了熱交換機的設備，除了引進新鮮空氣、排出有毒氣體外，還能將室外有毒氣體過濾，讓辦公室裡的人都可以呼吸到比較新鮮的空氣，而且可以降低7％的冷暖氣電費。儘管如此，如果我們下班後，沒有打開熱交換機讓室內外空氣交換，同時又緊閉門窗的話，那麼隔天辦公室內的揮發性有機化合物濃度仍會提高，所以維持良好的通風設備是絕對必要的。

　　熱交換機必須在裝潢時一併考量安裝，因為需要和其他電路同時規劃安排，而且也有室內隔間空氣流通上的考量，建議在可行預算內加裝熱交換機，不過加裝抽風機會是一個比較容易執行的選擇，在此也提供給讀者參考。

江醫師特效藥 3　丟掉有害家具

　　如果發現房子的揮發性有機化合物主要是來自家具，如桌子等，那麼建議最好的方式就是重新換過，如果考量成本過高，也可以考慮採買符合綠建材標章的合板家具。但若真的捨不得把家具扔掉，也不想再有太大花費，那麼也可以使用在建材行買得到的含鋁膠帶，將家具密密的貼起來，因為含鋁的金屬膠帶不會透氣，可以將有害氣體的逸散量降至10％以下。然後再重新漆上低甲醛、低總揮發性有機化合

物等的塗料，當然，這樣的作法比較難完全兼顧到美觀。

　　也有些人會問，如果不丟掉家具，也懶得自行加工貼膠帶，可不可能用通風的方式來去除毒氣呢？事實上，如果是甲醛的話，可能要12年才能揮發完成；若是其他氣體至少要3年，怪味才會比較少且降低一些危害，但是把家具擺個3年，反而比較不切實際。如果想要安心點，建議再添點預算，請空氣觸媒、光觸媒或去甲醛等業者施工處理這些家具，是比較可以兼顧美觀和安全的方法。

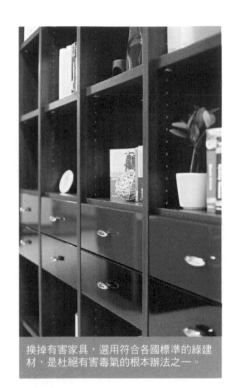

換掉有害家具，選用符合各國標準的綠建材，是杜絕有害毒氣的根本辦法之一。

江醫師特效藥 4　種植淨化空氣的植物

　　植物可以淨化室內空氣，是不爭的事實了，所以不妨在室內栽種一些可以吸收揮發性有機化合物的植栽，如吊蘭、虎尾蘭、孔雀竹芋、非洲茉莉、馬拉巴栗（發財樹）、蘆薈、巴西鐵樹、山蘇、波士頓腎蕨等都可以有效吸取甲醛濃度。另外，好吃又營養的九層塔及番薯葉等也都可以在有光的環境裡有效的把二氧化碳轉化為氧氣，還有

　　大家較熟知的黃金葛、常春藤和龍舌蘭等對吸附總揮發性有機化合物濃度也有很好的效果，同時都可達到美化的功用，但後面3種植物的汁液有毒性，觀賞就好，碰到了務必好好洗手。在此提醒大家，必須確保這些植物有充足的日照，因為植物是在行光合作用時把揮發性有機化合物拿來當養分的，所以具有淨化室內空氣的功能。

　　但是千萬要注意植物的種類，因為許多植物反而能夠產生和排放大量的總揮發性有機化合物，因為它們所排放的揮發性有機化合物主要包括異戊二烯和單萜等，占了植物排放總揮發性有機化合物的80%以上。另外，像大家喜歡的蘭花和鬱金香建議放在室外，或是空氣流通處，前者因香氣聞久了較易讓人昏昏欲睡；後者花中含毒城，聞久了易頭昏腦脹，還可能出現中毒症狀。

◎消除房子怪味道的植物有哪些？

　　植物之所以可以淨化室內空氣，是利用行光合作用的時候，吸收揮發性有機化合物當養分，因此記得要讓植物有充足的日照喔！行政院環境保護署出版了《淨化室內空氣植物手冊》中詳列多種可以淨化室內空氣的植物，並且提供下載，網址為http://ivy1.epa.gov.tw/noise/air/s22.asp。

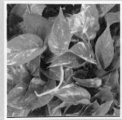
黃金葛

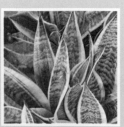
虎尾蘭

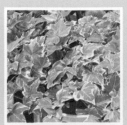
常春藤

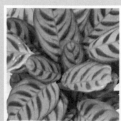
孔雀竹芋

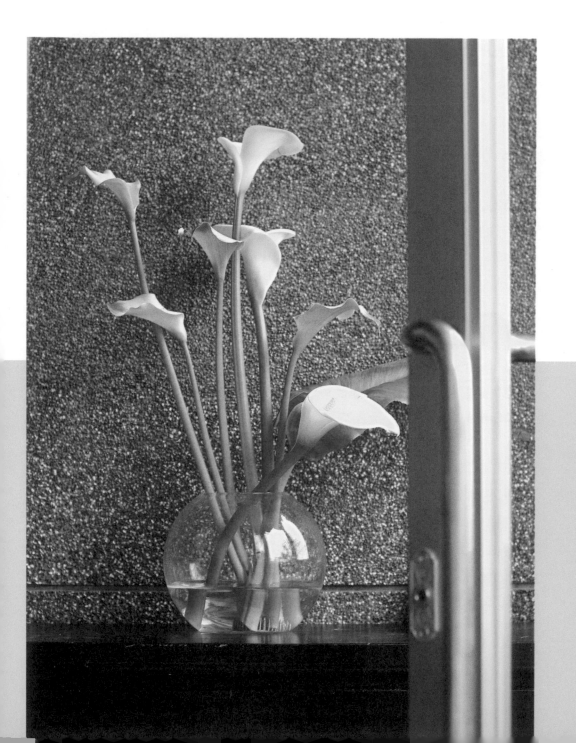

江醫師特效藥 5　使用觸媒淨化空氣

　　採用觸媒也是有效淨化空氣的方法之一，目前市面上觸媒分成兩種，一種是需要紫外線照射，通稱為光觸媒，可以將這些有機物轉化成二氧化碳和水；另一種則是改良型的磷酸二氧化鈦系化合物，通稱為空氣觸媒。由於後者不需光線，因此在陰暗空間也會有效果，能分解有害物質，在室內產生自清效果，並產生負離子，讓空氣更清新。不論採取哪種觸媒，都是以噴灑的方式，讓觸媒附著在物體表面上來作用，由於掉落性不高，所以使用10年以上應該沒問題。

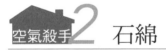

空氣殺手 2　石綿

無色無味，體積相當小，可以深入人體微血管中，經常隱身在建築及裝潢材料中，像是常見的隔間板、天花板、石綿瓦、塑膠地磚、地板及補牆材料，或是管路的絕緣裝置等。

　　在說明石綿的危害之前，我先來談談國內對於石綿的管制標準多麼的寬鬆。有一次，我在醫院的地下停車場，發現天花板上的某塊矽酸鈣板掉下來了，我怕把它碾壞，所以下車撿起來，此時發現該板子有個標示寫著：「本產品含石綿」。在美國，石綿可是需要管制的產品，像「美國消費性產品安全管理委員會」在1977年就已經禁止使用含有石綿的補牆材料，然而在我國卻可以生產及進口。以矽酸鈣板這

個材料來說，台灣本土業者生產了含石綿和不含石綿的矽酸鈣板，同時我們還開放進口含石綿（如中國生產）或是不含石綿（日本生產）的矽酸鈣板。

為什麼美國對石綿這個產品如此小心謹慎呢？因為石綿是來自岩石裡的礦物纖維，是一種已經被證實會導致肺部及肋膜的癌症，以及塵肺症的致病物質，而且由於石綿纖維的體積非常微小，一旦吸入人體，就會停在肺部組織內，對身體造成程度不一的傷害。

■石綿躲在常見的隔間板中

一般居家或辦公室會出現石綿，主要是矽酸鈣板或是石綿瓦。矽酸鈣板是用來做辦公室天花板或是隔間所用，有些店面裝潢也會經常使用到；至於住家

◎石綿暗藏在哪些建材中？

當石綿瓦破損時，一旦石綿纖維吸入人體，身體的防衛系統並無法排除。裝潢時，務必指明使用不含石綿的建材。

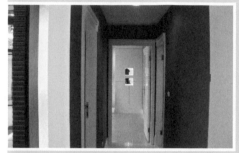

耐熱防火的石綿常出現在隔間建材之中，千萬要避免。

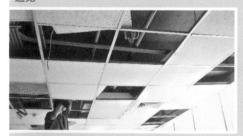

隔熱的天花板要指定選用不含石綿的材質。

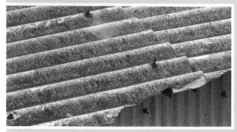

屋頂石綿瓦破損時，對人體健康將產生危害。

的石綿問題則多出現於老公寓，主要用在頂樓作為隔熱用。除了這兩個比較明顯含有石綿的產品外，事實上，在你不注意的材料裡頭（如礦纖板等），也可能會含有石綿。

我知道一處位在海邊豪宅的房屋健檢案例。據說在檢查之前，這位屋主可是信心滿滿的說，他相信自己的房子一定沒什麼問題，因為房子的裝潢相當簡單，只有油漆、木頭和水泥而已。可是經過儀器測量後發現，家裡除了總揮發性有機化合物濃度過高外，同時石綿含量也都超過工廠標準（目前國內僅有工廠的石綿容許量是1f/cc，尚無室內空氣之石綿容許量建議上限值，換言之，室內最好要更低於1f/cc，才不會危害健康）。總揮發性有機化合物過量的主要原因在於他太太喜歡燒香，但是石綿的含量過高的原因，則花了好一些時間才調查出來。

原來問題出在用來隔間的礦纖板中。他說礦纖板是用甘蔗皮做成的，怎麼會有石綿呢？事實上他忽略了一點，礦纖板之所以會加入石綿，主要的目的是用來阻絕燃燒，因為純甘蔗皮易燃，所以一定要加上石綿來耐燃防火。大部分的石綿其實都是用來隔熱的，因為石綿耐高溫，像是消防隊員的防火衣就內含有石綿。

■發病慢容易被忽略

由於石綿相當細小，很容易透過呼吸進入我們人體，甚至跑到微血管裡頭。一旦石綿跑到微血管中，就會刺激淋巴結反應，想要將它消滅，然而石綿不是細菌，所以不會被吃掉，無法靠身體的防衛系

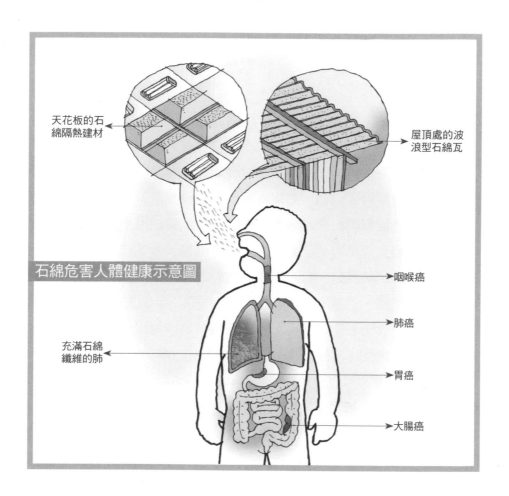

天花板的石綿隔熱建材

屋頂處的波浪型石綿瓦

石綿危害人體健康示意圖

咽喉癌

肺癌

充滿石綿纖維的肺

胃癌

大腸癌

統來排除，持久刺激的結果就容易造成細胞病變，引起肋膜癌（間皮腫）、塵肺症、肺癌等。

　　石綿的傷害還有一個特點就是發病很慢，研究發現暴露在石綿之中要15年後才會產生肺癌等疾病。這些病變在初期通常只會咳嗽久一

點，後來漸漸有點喘，接著體重減輕，所以大部分的患者很難在一開始，就會聯想到自己可能因石綿而得了癌症。

江醫師特效藥 1　避免使用含有石綿產品

石綿如果沒有毀損，基本上還沒有危險，但是隨著時間過去，石綿製品開始分解粉碎的話，石綿就會像雪花般飄落，只是因為太過細小，肉眼無法觀察到，而且也無法被鼻毛及氣管絨毛所攔阻，所以最終會進入人體到達肺泡，開始造成可怕的傷害。像某些含有石綿的地磚，因為長時間被踩踏、或是被會刮地板的吸塵器刮傷了，就會散發出相當多的纖維，這樣的危機其實不容易預防，因此最好的預防之道就是避免使用含有石綿的產品。由於石綿有絕佳的耐燃性，所以在選用防火、隔熱建材時，務必留意產品是否含有石綿。

江醫師特效藥 2　拆除石綿產品請找專業人員

如果你家已經使用含石綿產品了，那麼在維護健康的前提下建議即刻拆除。由於拆除石綿的過程會破壞石綿本身，因此更容易有逸散的問題，所以務必請專業人員進行，以避免拆除時衍生二次污染及護具不足的情形下傷害到拆除人員，建議可請裝潢公司介紹專業人員。

空氣殺手3 氡氣

無色無味，可藉由呼吸進入人體產生放射線，通常隱身在花崗岩、大理石中，是天然的放射線物質。

　　氡氣（Radon），是存在於大自然中的有害氣體，因為含有放射線，所以估計在美國有26％的肺癌是它所引起的。到底氡氣是什麼呢？又為什麼會進入我們人體。事實上，氡氣主要來自於裝潢的大理石、花崗石，甚至房子所處地基的岩盤。由於國人喜歡使用石材來裝潢，特別是豪宅，然而卻忽略了這個具有傷害性的有毒氣體，正是來

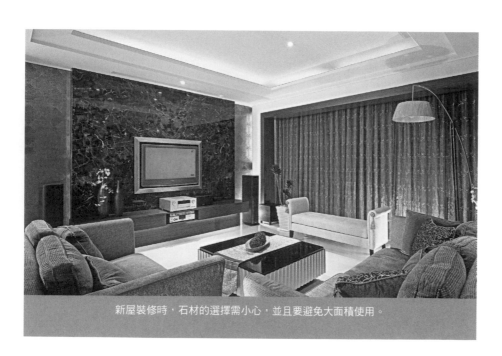

新屋裝修時，石材的選擇需小心，並且要避免大面積使用。

自於代表氣派的大理石及花崗岩。根據原能會所公布的資料，常見的含氡氣石材排名分別為：花崗岩、大理石、水成岩及火成岩。

從國外的研究中可以發現，通風不好的房子，如果房子由含氡氣的石材所建成的話，那麼屋內的放射線量會比核能電廠作業員的法定安全劑量還要高出2倍。在英國，大約有10萬戶的房子，受到氡氣的污染，美國也有20%的房子受害。

目前，在台灣並沒有氡氣等石材對人體造成危害的研究，但原則上，與過度加工的建材相比，使用天然且少加工的建材會比較好，不過像花崗岩、大理石等這類天然石材除了必須慎選之外，建議不要在家中過度使用，因為我們在家待的時間長，如果通風又不好的話，久而久之容易危害健康。

氡氣和揮發性有機化合物一樣，如果在密閉空間內的時候，氡氣的濃度就會提升，所以需要良好的通風設備來降低氡氣的含量。氡氣雖然是氣體，但卻也屬於游離輻射的一種，居家的輻射來源還有輻射鋼筋（在第119頁做說明）及含釉的紅色原料。

顏色也會致癌，是不是讓你覺得有點不可思議呢！事實上，國外真的有人因為不小心使用了含釉的色料而得到了癌症。原來，這名受害者的流理台使用了含鈾的色料，所以煮菜的時候，放射線都照到腎臟的位置，長久下來便引發了癌症。

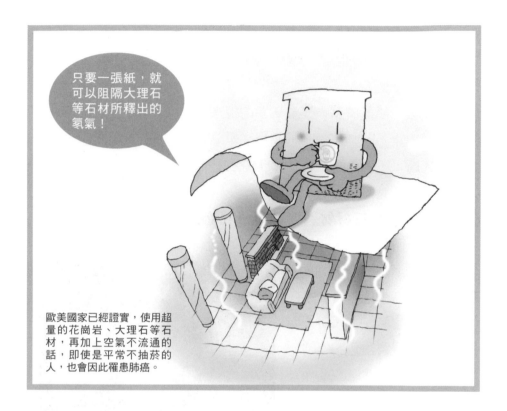

只要一張紙，就可以阻隔大理石等石材所釋出的氡氣！

歐美國家已經證實，使用超量的花崗岩、大理石等石材，再加上空氣不流通的話，即使是平常不抽菸的人，也會因此罹患肺癌。

■吸入氡氣易得肺癌

　　游離輻射的射源對身體傷害主要分 α、β、γ 三類，其中對人體造成傷害的主要是 γ 射線，因為穿透力最好，像輻射鋼筋就是；由於 α、β 的射距程較短，所以危害度較低。就氡氣來說，其最主要對人體造成傷害的是 α 射線，雖然只要薄薄的一張紙就可以阻隔了射線（α 射線在很近的距離就將能量全部釋出，所以缺乏穿透力，但是對

近距離細胞傷害則大於 γ 射線），不過氡氣是透過呼吸進入人體，身體內部並沒有任何的阻隔物，因此氡氣便可以對人體產生近接照射，造成細胞的變化。

　　長期吸入氡氣，對人體最主要的傷害就是引起癌症了，在英國，每年約有上千名的肺癌患者的發病和氡氣有關，而且如果是不抽菸的人罹患肺癌，通常氡氣就是主要的致病原因之一。

江醫師特效藥 石材勿過度使用且務必通風

　　建議裝潢時最好多留意所選擇的材料，倘若真的選用了部分含有氡氣的石材，建議屋主一定要注意室內的通風，就算不在家，也要保持一定的通風設備運轉，否則就將這些石材舖設在大廳等挑高且通風的地方。最後，提醒大家不論是採用哪一種建材裝潢，都不要過度使用，以免誤用有毒建材而造成健康上的危害。

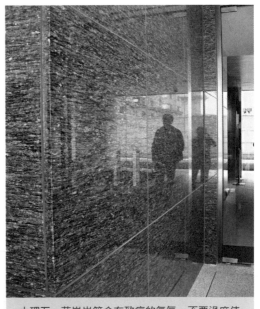

大理石、花崗岩等含有致病的氡氣，不要過度使用，並且務必保持通風。

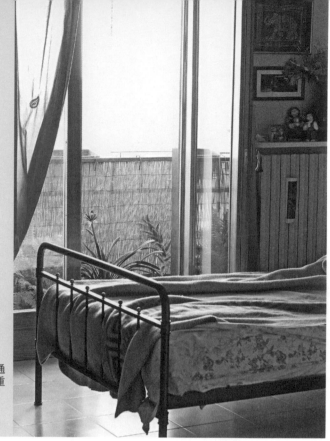

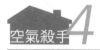 第二篇

保持居家空氣的對流、通風，是打造健康好宅的重要訣竅之一。

空氣殺手4 超細懸浮微粒

主要來自車輛、工廠、焚化爐之廢氣；燒香、燒金紙、點蚊香所產生的煙；花粉、昆蟲糞便、人及寵物皮屑等，可深入人體自由穿透，微粒越小越容易致癌。

　　超細懸浮微粒有多小呢？它最小約為頭髮直徑的1/25寬（2.5微米），越小的超細懸浮微粒越麻煩，因為大於5微米的微粒會被鼻毛和肺部的纖毛所攔阻，再經由咳嗽、打噴嚏就可以排出體外，但若是小於5微米，鼻毛和肺部纖毛則完全拿它沒辦法，這小東西將一直深入到肺泡，甚至沈入肺泡的微血管中。根據2004年的吸入性毒物學之醫學研究刊物《*Inhalation Toxicology*》指出，一旦超細懸浮微粒進入到人

體，不僅在肺臟，甚至腦部、肝臟都可以找到超細懸浮微粒的蹤跡，這表示它可以自由穿透人體的細胞組織，藉由血液循環，跑遍全身各處。

我們生活周遭有太多的懸浮微粒了，只不過大部分都被輕忽。其中最明顯被忽略的就是拜拜用的香及燒金紙所飄出的煙，還有每年中秋節都會進行的烤肉活動。不論是烤肉或是拜拜，都會產生大量的懸浮微粒，如果再加上通風不良，就會嚴重影響到我們的健康。此外，像是工廠、焚化爐所排放的煙、汽機車的排放廢氣，甚至自然界的人

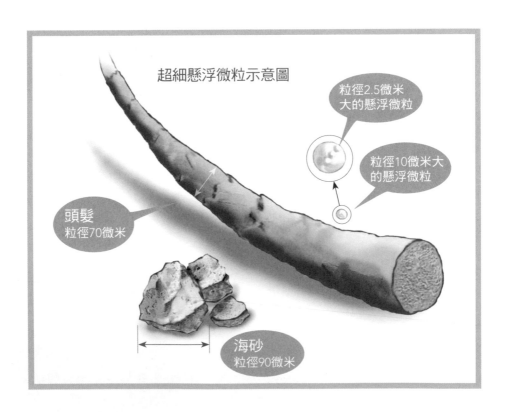

超細懸浮微粒示意圖

粒徑2.5微米大的懸浮微粒

粒徑10微米大的懸浮微粒

頭髮
粒徑70微米

海砂
粒徑90微米

及動物的皮屑、昆蟲糞便、花粉等，都是存在空氣中的懸浮微粒，但其中以汽機車，特別是柴油車所排放的廢氣最為可怕，因為它所產生的超細懸浮微粒體積最小，而且柴油車所噴發的超細懸浮微粒是一般汽車的100倍，因此引發人體呼吸道疾病及癌症的可能性也就越大。

2007年2月的時候，日本東京地方法院宣判所有販售柴油車的廠商都要被課以「健康捐」，因為為了達到省能源的目的，大量生產的柴油車卻隱藏著可能產生過量超細懸浮微粒的問題（至於汽油車所產生的超細懸浮微粒量是1％，尚在可容許的範圍），這對於大眾的健康是有危害的，因此日本東京地方法院才會要求柴油車廠商應該要負起社會責任。

此外，2008年1月由揚安（Yan）博士等發表在吸入性毒物學之醫學研究刊物《*Inhalation Toxicology*》指出，吸入柴油引擎的廢氣裡所含的超細微粒，會降低左心室的功能，也就是可能造成心臟衰竭等嚴重的心臟病。

■超細懸浮微粒對腦部傷害大

想想看，我們每次呼吸的時候，就可能會有數以百萬計的微粒進入人體的微血管中，如果長久、大量的被這些微粒入侵身體，怎麼可能不生病呢？由於微粒可以自由穿梭在人體之中，所以它對於全身都會有影響，特別是心、肝、肺、腎及大腦。

2008年2月哈佛大學公衛學院的蘇格麗雅博士（Dr. Suglia）發表了

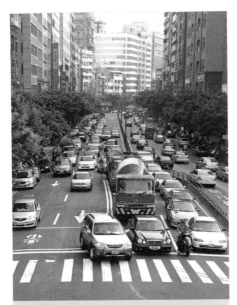

汽機車所排放的廢氣、拜拜燒金紙的煙等，都充滿了超細懸浮微粒，不但會影響孩子的學習能力，甚至是造成老人癡呆症的原因之一。

最新的研究報告，她長期觀察波士頓地區8至11歲的202名兒童，發現空氣中的懸浮碳粒，會使孩童學習及語文記憶能力下降，達平均3.4%。

在2004年的毒物病理學之醫學研究刊物《Toxicologic Pathology》指出，在實驗室的靈長類及人類的研究中，也已經證實超細微粒會造成神經退化性疾病，如阿茲海默症（老年癡呆症）。因為這些超細微粒會讓腦細胞的神經纖維糾結，造成腦部發炎及類澱粉沈澱等阿茲海默症的前期病理變化。

附帶一提，醫學界目前並無法證實究竟是什麼原因引起阿茲海默症，唯一可以確定的是，這個疾病是近200年前才出現的。如今美國80歲以上的人有1/3都有阿茲海默症，連前美國總統雷根也無法倖免，所以

不管是不是名人，都有可能在不知不覺中成為它的目標。雖然台灣大部分的老人痴呆症患者以血管性癡呆症居多（即小中風所引起的），但阿茲海默症的患者也不在少數。

目前醫學界對阿茲海默症形成的原因尚未清楚，也有人說阿茲海默症主要是來自食物對人的傷害，如狂牛症的蛋白質變異等，但環境中的超細懸浮微粒也是醫學界廣泛討論的原因之一。我希望大家能夠有正確的觀念，那就是維護身體健康是自己的責任，以我個人而言，為了避免可能會得到阿茲海默症，除了盡量避免接觸過量的懸浮微粒外，在美國採取如日本的規定每條牛都檢測普恩蛋白（Prion）之前，我也絕對不吃美國的牛肉！

■呼吸道、心臟、肺臟也是受害器官

超細懸浮微粒對於呼吸道的影響更不容小覷。主要的症狀有咳嗽、呼吸困難等，不但會降低肺功能、促發氣喘、引起慢性氣管炎，還可能增加呼吸疾病的住院率及死亡率。另外，對於心臟方面，它會造成心跳速率不規律，以及心跳該快不快、該慢不慢的的心跳速度變異性降低，這些都可能會引發心肌梗塞等心臟病風險。

於2006年，京都大學公共衛生研究所的研究發現，中風病人的死亡率和他死前2小時所接觸的空氣微粒污染程度有關；再加上老鼠的實驗中也發現，懸浮微粒會引起主動脈粥狀硬化，可見與中風的關係相當密切。此外，根據環境健康研究刊物《*Environmental Health Perspec-*

tives》指出，空氣中的懸浮微粒可能會造成早產、流產的機率增加及兒童中耳炎的反覆發作，嚴重的話會導致兒童聽力受損。

根據美國德州大學癌症中心的依芳‧科伊爾教授（Dr. Yvonne Coyle）的統計資料顯示，如果空氣中的微粒中含有金屬成分，那麼更有可能會引發肺癌。他們用1995～2000年德州254郡的肺癌病人，比對美國環保署所有工業釋放的金屬微粒資料（1988～2000年），估計約有10～15％的肺癌病人（從不抽菸）是由空氣中的金屬微粒所造成。

江醫師特效藥 減少室外懸浮微粒入侵

室內的懸浮微粒主要來自於我們的一些燃燒行為，像是燒香、燒金紙、點蚊香等，因此只要不做，就不會有問題。但拜拜是大多數人的信仰儀式，很難避免，建議如果在家中拜拜的話，最好可以在神桌上面裝設抽風設備，才能減少懸浮微粒吸入人體。

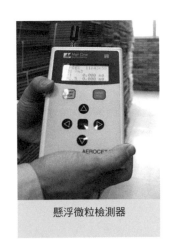

懸浮微粒檢測器

既然懸浮微粒大多存在於戶外（汽機車的排放廢氣），那麼要有效減低懸浮微粒量，最好的方法當然是避免戶外的懸浮微粒進入到房子內，因此少開窗是不二法門。建議大家可以先請專家測量家中哪面窗外的懸浮微粒量最高，就盡量減少打開該窗的機會，但是之前也提過，如果室內空氣密閉，有可能會提高其他有毒氣體如揮發性有機化

焚香拜拜祈求天神保佑的同時，切記要保持室內空氣流暢，並加裝抽風機或空氣清淨機，讓懸浮微粒、揮發性有機氣體等降到最低。

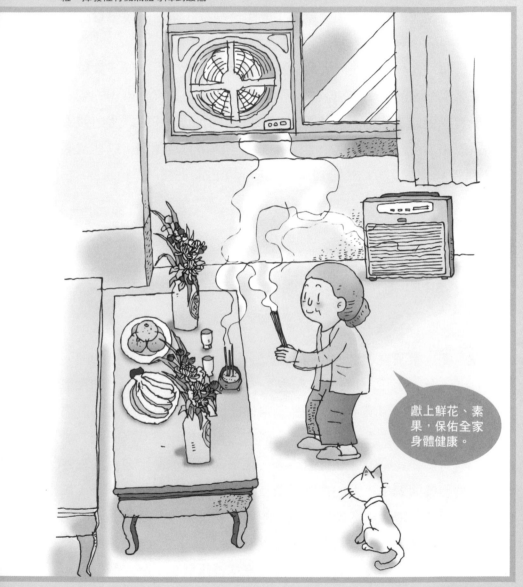

獻上鮮花、素果，保佑全家身體健康。

合物等的含量，因此就算少開窗，也要想辦法提高室內的通風量（如開啟通風設備等），這樣才能維持室內的空氣品質。

　　在此特別提醒，並非所有的通風設備都可以過濾超細懸浮微粒，因此在選購安裝前，要特別留意。消基會曾經做過調查，市售的空氣清淨機有些所過濾的懸浮微粒根本不到35％，所以最好可以選用醫療級高效能HEPA過濾網的機型，因為高效率空氣微粒過濾網可以在空氣一次通過時，攔阻約99.7%的0.3微米（ug/m³）的超細懸浮微粒。

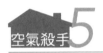

空氣殺手5　黴菌孢子

隱藏在潮濕的地方，如浴室、廚房、櫥櫃等，或是家中有漏水的地方，大量黴菌會引發氣喘。

　　在台灣，黴菌實在是令人傷透腦筋，因為黴菌通常在濕度50度、溫度11度以上，就可以快速的繁殖生長，而台灣全年大約就有300天是處在這樣的溫濕度環境中。也許黴菌給你的印象就只是髒和噁心，那你就太低估了這個小生物了。事實上研究已經發現，黴菌孢子對於氣喘的影響可能要比塵蟎還要嚴重許多。黴菌孢子可怕的地方在於它會大量快速發展與繁殖，因此當它繁殖時所噴發的大量孢子一旦吸入人體，就會對呼吸道產生影響，而最大的危害就是引發氣喘，以及引起病屋症候群、慢性疲勞、關節疼痛等症狀。

　　大量的黴菌孢子進入人體有多可怕呢？美國就有這麼一個例子。

有一個年輕人到一個老屋子裡頭拿東西，由於已經很多年都未曾有人進入，所以當他一打開門，就聞到一股怪怪的氣味，當時的他不以為意，可是一回家後就大病一場，全身痠痛，低度發燒，頭暈無法行走等。因為查不到原因，所以可以說是怪病。在台灣，有人可能會說這是被「煞到」（台語），然而在國外則引起醫學人員的好奇，進一步調查後發現，問題正出在那間房子。

由於該房子長年密閉，加上潮濕所以裡頭布滿了大量的黴菌，當他開門的那一瞬間便吸入過量的黴菌孢子，導致身體的防衛系統無法負荷，才會生了這麼一場大病。

還有一個黴菌孢子引起的疾病案例。1999年美國田納西州Murfreesboro地區的一所高中，很多教職員及學生在開學後出現很多症狀，有頭痛、頭昏、記憶喪失、慢性疲倦、皮疹、腹瀉、結膜炎等。剛開始，醫師以為是不同個案的個別疾病，但由於該高中的師生總是反覆出現這些症狀，就算醫好了還是會再犯，令醫師感到相當費解。

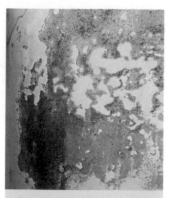

黴菌雖然長在牆壁上，但卻會讓人氣喘發作。

後來，有一位聰明的醫師想到，或許這是一種「病屋症候群」（Sick House Syndrome），經過深入的調查與檢查後，該名醫師排除了低頻輻射、噪音、空氣中揮發性有機化合物等可能的影響後，他發現校舍中有一間老舊的教室，因為漏水引起大量的黴菌滋生，這些過度生長的黴菌釋

放出大量的孢子在空氣中，進而影響了學校的教職員及學生的健康。當學校解決教室的漏水問題並清除黴菌後，所有的人都不藥而癒了。

　　為什麼房子漏水是嚴重的問題，除了在雨天很麻煩外，主要是房子潮濕會造成大量黴菌滋長的話，那麼對於屋內的人而言，可是健康上的一大危害！此外，漏水也會慢慢損壞房子的結構。

江醫師特效藥 1　漂白水、控制溫濕度可杜絕黴菌滋生

　　黴菌很討厭，只要氣候稍微潮濕一點，就會出現，如果不理，還會越積越多。其實，廚房或是浴室若是長了黴菌，只要將漂白水與自來水以1：10的比例稀釋，就可以消滅黴菌。另外，市售一些防黴貼

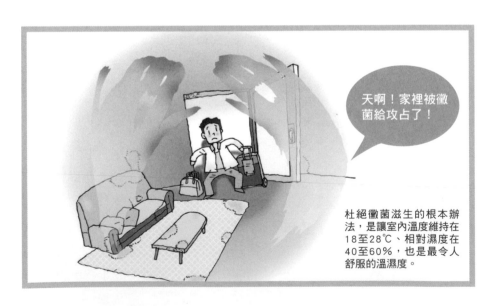

天啊！家裡被黴菌給攻占了！

杜絕黴菌滋生的根本辦法，是讓室內溫度維持在18至28℃、相對濕度在40至60％，也是最令人舒服的溫濕度。

片，也可以將空氣變得更乾燥，杜絕黴菌生長的可能性。

　　除了採取這些治標的辦法之外，建議盡量讓潮濕的空間變得更乾爽、通風，像是搭配使用除濕機、冷暖氣機，並利用溫濕度計了解室內溫濕度，讓室內溫度維持在18～28℃、相對濕度在40～60%之間，這也是最適合人類居住的溫濕度標準，相信可以降低黴菌孢子的威脅。

江醫師特效藥 2　漏水盡快處理

　　如果屋內有漏水的情形，就可能會在不易發現的地方滋長黴菌，所以此時務必委請專家來「抓漏」，徹底杜絕漏水，才能真的把黴菌趕出家門。

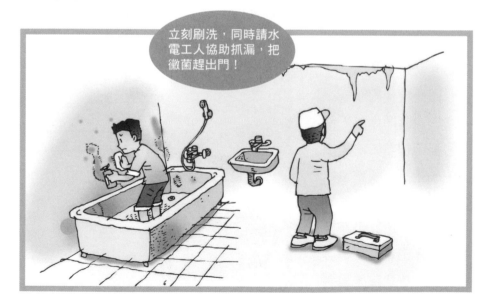

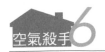 二氧化碳

地球上的生物，都會產生二氧化碳這種氣體，人類所接觸的主要在於身體所呼出的氣體，如果過量將導致昏迷。此外，大氣中如果二氧化碳等溫室氣體過多，也會讓地球發燒而導致全球氣候異常。

　　想必大家都有這樣的經驗，在辦公室待沒多久就忍不住哈欠連連，這時如果是在開會的話，一定會覺得很糗，深怕被老闆記上一筆。但事實上，員工上班精神不濟、哈欠連連、頭昏腦脹，老闆也要負起責任，因為很可能是辦公室內的二氧化碳濃度太高了。

　　由於現代的辦公室大多門窗緊閉，冬天怕冷、夏天怕熱，總是依賴中央空調來調整室內空氣，因此新鮮空氣量明顯不足。所以坐辦公室的人，上班時總是容易感到昏昏沈沈，但到

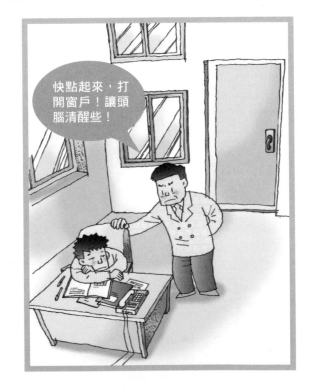

快點起來，打開窗戶！讓頭腦清醒些！

了下班或是休息時間走到戶外後，頭昏腦脹、精神不濟的情形卻又立刻好轉了，正所謂「上班一條蟲、下班一條龍」。

其實這並不是工作倦怠或是身體出了什麼怪病，而是吸入過多的二氧化碳所致。我們都知道，當呼氣時就會產生二氧化碳，所以當空間內的人過多，又無適當通風時，就會出現氧氣不足而二氧化碳過多的情形。二氧化碳雖然不算什麼毒物，但千萬別小看二氧化碳濃度過高這件事，通常輕微的二氧化碳過高會造成頭昏腦脹、昏昏欲睡、面紅耳赤的現象，但是如果濃度更高的話，將會造成昏迷或是二氧化碳麻醉現象。在今年（2008年）3月，中國醫藥大學的停車場就發生誤觸消防開關，使得二氧化碳噴出導致數人死亡的悲劇。

表3即為二氧化碳濃度對人體的影響，通常在600ppm以下對人體不會產生什麼不良影響，但超過600 ppm則開始會產生些微的影響。

（表3）二氧化碳濃度對生理的影響

二氧化碳濃度（ppm）	症狀
600 ppm	無
600～1,000 ppm	偶爾會有頭痛、昏睡、悶熱的感覺
1,000～10,000 ppm	呼吸、循環器官及大腦機能受影響
10,000～30,000 ppm	呼吸增大、臉上有溫熱感
30,000～40,000 ppm	耳鳴、頭痛及血壓增高
40,000～60,000 ppm	皮膚血管擴張、噁心嘔吐
70,000～80,000 ppm	精神活動混亂、呼吸困難
80,000～100,000 ppm	意識混濁及痙攣，並發生呼吸停止
100,000～200,000 ppm	發生中樞神經障礙、造成生命危險

　　由於小朋友所需要的氧氣量比較大，因此建議孩子的房間最好能將二氧化碳的濃度控制在600ppm以下，至於大眾場所如百貨公司等，政府則要求必須控制在1,000ppm以下。雖然政府對於居家環境的二氧化碳濃度並沒有硬性規定，但我認為為了維持良好的空氣品質，最好還是一律控制在600ppm以下比較好。

江醫師特效藥　增加新鮮空氣的流通

　　一般說來，如果家中居住人口過多、通風不足，還有煮食、燃燒的過程都會產生二氧化碳。我們可以用專業的二氧化碳檢測儀器，來檢測家中的二氧化碳濃度，想要知道最正確的居家二氧化碳含量高

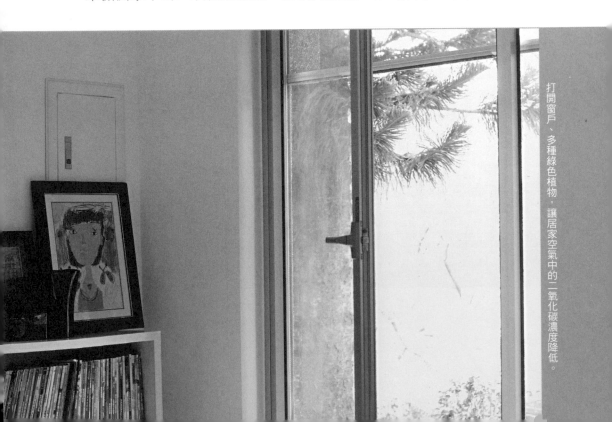

打開窗戶、多種綠色植物，讓居家空氣中的二氧化碳濃度降低。

低，一定要在全家人都到齊的情況下檢測才有意義，否則測出來的數值並不能代表真實情形。家中如果有二氧化碳濃度過高的情形，其實不難解決，因為最主要的原因都是因為通風設備不良所致，所以只要增加室內通風，讓新鮮空氣可以對流就行了。

空氣殺手7　一氧化碳

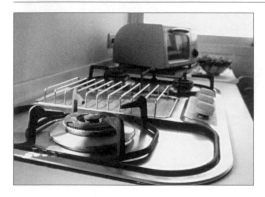

無色無味，主要原因為熱水器或瓦斯不完全燃燒而產生，初開始吸進一氧化碳時常無自覺，等到濃度漸增後，會產生噁心、嘔吐，嚴重時可能造成抽筋、昏迷、甚至死亡。

　　「OOXX報導，因為熱水器裝在室內導致屋內4人因為一氧化碳中毒，送醫不治……。」在台灣，類似這樣的新聞事件層出不窮，讓人看了既膽顫心驚又感慨，為什麼又添了幾許亡魂，政府不也一天到晚透過電視、廣播、平面媒體宣導，為什麼還是有這麼多人輕忽了一氧化碳的殺傷力呢？

　　表4為一氧化碳的濃度與症狀關係表，我們不難看出，儘管是低濃度的一氧化碳，如果暴露時間夠久，也會對人體產生傷害，如果是高濃度的一氧化碳的話，只要短短幾分鐘就會要了你的命。

（表4）一氧化碳濃度與中毒症狀表

空氣中一氧化碳的濃度	吸入的時間和出現的症狀
100 ppm（0.01%）	暴露時間在6～8小時內，會產生頭痛、昏沈、噁心、肌肉無力、 判斷力喪失等症狀。
200 ppm（0.02%）	約2～3小時後，產生輕微頭痛。
400 ppm（0.04%）	約2.5～3.5小時後頭痛加劇。
800 ppm（0.08%）	約45分鐘會頭昏、作嘔和痙攣。
1,600 ppm（0.16%）	約20分鐘會頭痛、暈眩；約2小時會死亡！
3,200 ppm（0.32%）	約5～10分鐘會頭痛、暈眩、嘔吐；約30分鐘會死亡！
6,400 ppm（0.64%）	約1～2分鐘會頭痛、暈眩；約10～15分鐘內會死亡！
12,800 ppm（1.28%）	約1～3分鐘內會死亡！

註：以上陳述係對健康成人而言，對老人、兒童、孕婦及身體虛弱的人群，其數值有所不同。
資料來源：美國國家消防協會 NFPA（National Fire Protection Association）、
　　　　　消防署防災宣導網 www.nfa.gov.tw

　　以2007年冬天，全台就已經有27人命喪於一氧化碳，同時還有多人受害，嚴格說來，這些悲劇若要說是一氧化碳的錯，或是熱水器的責任，倒不如問使用者，為什麼明明知道不可為，還是要把熱水器裝設在密閉空間內。室內之所以會產生一氧化碳，主要原因就是使用熱水器或是瓦斯爐時，因為通風不夠造成燃燒不完全。

　　由於現代人為了增加戶內的使用空間，往往會把陽台增建或是加上玻璃窗，也因此讓原本裝設在通風陽台上的熱水器，變成裝在室內了，加上冬天寒冷，大多緊閉窗戶的情況下，在不知不覺中，家中就慢慢的充滿了一氧化碳。

　　前陣子有一則吃火鍋造成27人一氧化碳中毒的新聞，即是國內首次集體因為一氧化碳而中毒的案例，由於該餐廳使用的是傳統炭爐，二樓用餐區當晚坐了八成滿的客人，在抽風設備不足的情況下，大家吃到一半，就因為氧氣不足，造成了這可怕的事件。可見通風不足，是多麼嚴重的事！

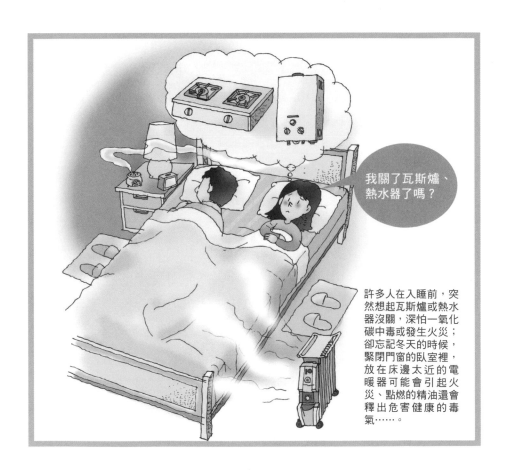

我關了瓦斯爐、熱水器了嗎？

許多人在入睡前，突然想起瓦斯爐或熱水器沒關，深怕一氧化碳中毒或發生火災；卻忘記冬天的時候，緊閉門窗的臥室裡，放在床邊太近的電暖器可能會引起火災、點燃的精油還會釋出危害健康的毒氣……。

一氧化碳中毒嚴重的話會致死，想必不用我多說大家都明白，倘若幸運的被救回來，也已經對腦部造成一定程度的損害，因為一氧化碳中毒會破壞大腦功能，導致如記憶力喪失等後果。此外，我個人也強烈懷疑，如果長期處在一定劑量的一氧化碳濃度中（通常以不超過9ppm為宜），恐怕對人體也是有不好的後果，例如漸凍人，就很有可能和長期接觸一氧化碳有關。李先生就是這樣一個例子。

從事印刷品裝訂業長達30年的李先生，退休後很容易因為吃東西而被嗆到，漸漸的李先生變得不喜歡吃，家人帶他遍訪名醫，不論是腸胃、神經等科都求過診，但都查無病因。最後檢查到舌頭的神經後，醫生終於確認李先生是中樞型運動神經原疾病，也就是漸凍人症。

儘管已經追查到李先生的病因，但是病情卻沒獲得控制，反而日漸嚴重，到後來已經完全不能吞嚥，只能靠插上鼻胃管進食，四肢也漸漸無力。發病6個月後，李先生開始使用呼吸器，經過1年5個月後就因肺炎引發呼吸衰竭而過世。後來，醫生去檢查他的住處才發現，原來他家的熱水器安裝在天井，但原本可以通風的天井卻在6年前因為樓上鄰居裝潢而封閉，所以當熱水器啟動時，他臥室中的一氧化碳濃度便竄升到12.5ppm，這是相當高濃度的一氧化碳，所以醫生懷疑他可能是慢性一氧化碳中毒所引起的運動神經原退化，進而導致漸凍人症。

像李先生這樣雖然不是自己家的熱水器使用問題，而是被鄰居所牽累，其實也是不可不防的一件事。2007年3月，在基隆也曾發生過，因為大樓頂樓的通風口被加封鐵板，導致十三樓因燃燒不完全所產生的

一氧化碳，隨著浴室通風管道間逐層往上飄，害上面樓層的人也跟著遭殃，造成3人死亡、4人中毒的慘劇。所以為了居家安全，除了要顧及自家的通風設備外，也應該留意整棟大樓、社區的通風是否通暢。

江醫師特效藥　絕對不要把熱水器裝在室內或不通風處

要徹底杜絕一氧化碳的危害，第一步就是把熱水器移到室外，倘若真的有執行上的困難，最起碼也要安裝在空氣流通的地方。其次，在熱水器的選擇上，最好可以選用具有強制排氣功能，並且定期請人檢查熱水器。在使用上，除了烹煮食物時要注意空氣是否流通外，對於瓦斯爐火的顏色也要懂得觀察，正常瓦斯爐火為淡藍色，若爐火轉紅，就有可能瓦斯燃燒不完全，很容易產生一氧化碳。另外，在室內點燻香精油、蠟燭時也要注意通風，以免造成不必要的損失和遺憾。

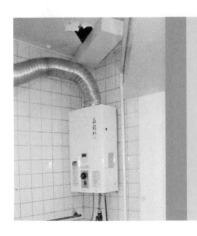

◎預防一氧化碳中毒須知

☑ 使用熱水器、瓦斯爐時要保持通風
☑ 熱水器要裝在通風良好的室外
☑ 必要時可安裝強制排氣熱水器
☑ 熱水器需定期檢修或更換
☑ 睡前再次確認熱水器、瓦斯爐都已關閉

（資料來源：台北縣消防局）

■結語：呼吸新鮮空氣，給你好氣色

現在你知道我們所吸入的氣體有多複雜了吧！一個健康的成人一天需要2萬公升的新鮮空氣，然而在過度使用化學劑的今日，我們所吸入的空氣卻充斥著對人體有害的物質，這實在讓人心寒。

我的辦公室算是很重視空氣品質，在此分享所謂新鮮空氣的標準是什麼？在2月份某星期一的檢測值得知：二氧化碳為512 ppm（成人所處環境建議上限值為1,000 ppm、兒童上限值為600 ppm）、甲醛為0.03 ppm（上限值為0.1 ppm）、總揮發性有機化合物為2.3 ppm（上限值為0.3 ppm），至於PM_{10}之懸浮微粒為23 ug/m^3（成人上限值為150 ug/m^3、兒童上限值為60 ug/m^3）和$PM_{2.5}$之懸浮微粒為11 ug/m^3（上限值為100 ug/m^3）。

DR.LIVING 江醫師房屋健檢中心 **02月04日辦公室檢測值** AM09:00

檢測項目	實測值	建議上限值
CO_2 (ppm)	512	1000
CO (ppm)	0.0	9
甲醛 (ppm)	0.03	0.1
揮發性有機氣體 (ppm)	2.30	3
懸浮微粒 Pm_{10} (μg/m3)	23	60
懸浮微粒 $Pm_{2.5}$ (μg/m3)	11	100
輻射 (μsvh)	0.15	0.5
低頻電磁波 (mG)	0.12	4

溫度：19℃　濕度：65.5

當周休二日後的第一天上班日，由於辦公室多日門窗緊閉，空氣品質容易變差。

　　以上這些檢測數據大部分都合於比較嚴格的兒童上限值，算是新鮮的空氣，除了我之前提到總揮發性有機化合物，由於遇到週休二日門窗緊閉，因此星期一上班的時候所檢測數字就會比較高。我的辦公室尚且如此，至於一般居家空氣品質的平均數據，以我的了解，多介於兒童與成人上限值之間，簡單來說已經太接近成人上限值，已經呼吸不到新鮮空氣了。

　　要特別提一個因為習慣造成居家空氣不夠新鮮的真實個案，而且家族成員中有一位正好罹患了局部性腎絲球硬化症。當房屋健檢人員一踏入家中，就看到全家人的臉都紅通通的，測量二氧化碳的檢測值竟然超過1,000 ppm的成人上限值，主要是因為他們幾乎任何時候都不開門窗，長期如此下來這家人的健康十分堪慮，也再次提醒大家保持通風真的很重要。

　　目前市面上有許多的空氣清淨機，對於改善室內空氣品質確實也有正面的效益。根據2003年權威期刊《*Lancet*》所發表的「在通氣系統中使用紫外線燈以去除空氣中有害的微生物的雙盲研究」中發現，紫外線燈可以有意義的降低呼吸道（如流鼻水喉嚨乾），以及黏膜症狀（如眼睛癢）和降低頸痛、頭痛等症狀。

　　所以當空氣中的有害物質濃度高時，一定要採取適當防護器具，如研究中的紫外線燈，就可以有效的改善「病屋症候群」症狀，改善居住或辦公者的效率與健康，不要再存著一種無可奈何的心理，應該即知即行，為自己的健康負起改善的責任。

病屋
警報
2

你家的水質夠乾淨嗎？

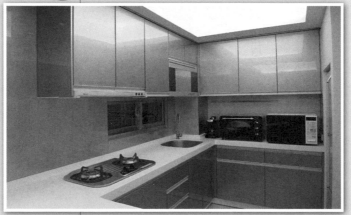

常見的居家用水迷思

- 自來水衛生又可靠？
- 山泉水可以生飲？
- 燒開水時多燒15分鐘，
  就不怕喝到含氯的水了？
- 淨水器百百種都是廠商的花招？

■飲用水中隱藏危機

　　每個人每天都要喝2公升的水，這已經是基本常識了，當一天喝不到2公升的水，那麼身體的負荷會增加；如果喝不到0.5公升的水、茶、湯或水果，甚至會造成高血鈉症及尿毒症。但你有沒有想過，如果喝到的是不健康的水呢？

　　在談影響人體健康的水質前，我想先說明自來水可能隱藏著哪些危機？住在台北的朋友想必不難發現，最近台北市政府正大刀闊斧的進行管線汰換作

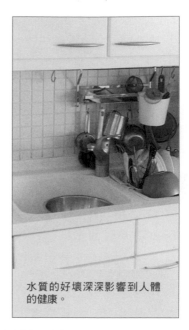

水質的好壞深深影響到人體的健康。

業，其實這是很必要的，因為我們的自來水管很多都已經過於老舊，以台北市為例，目前的原水流失率為30％，而全台灣更高達了40％。自來水在輸送過程中會流失，就表示水管有破洞，而埋在土壤中的破洞水管，就一定會有如泥土、微生物等雜質跑到自來水裡頭，這樣子我們喝的水、用的水當然就不單純了。

■自來水污染程度高

　　你知道自來水含有哪些物質嗎？台灣目前沒有這樣的研究，但是美國紐約市曾經調查過。他們調查後發現，美國紐約市的自來水裡含

有火箭燃料、殺蟲劑、除草劑、三鹵甲烷、甚至還有女性荷爾蒙等，連女性荷爾蒙都有，會不會讓你嚇一跳！原來許多美國的媽媽習慣在女兒滿12歲後，在她們的早餐裡頭放一顆避孕藥，而這些避孕藥會隨著排泄物，慢慢滲透到土壤，然後隨著雨水進入河流，再回到自來水廠中。由於自來水的沈澱、消毒的淨水過程並無法過濾荷爾蒙，也因此就成了自來水的一分子，大家一起享用了！

這是先進的美國情況，那台灣呢？由於台灣多為集合式的多層住宅，因此供水系統是採用負壓供水，也就是當自來水送到你家門口時，需要靠抽水馬達將水抽送到水塔，再分送到各戶之中。至於在歐美，多為獨棟低樓房可以採取正壓供水的系統，從自來水廠就可以把水送到家裡的水管裡，因此，在正壓供水的情況下，當水管破損時水會大量噴出，水管旁邊的泥土、雜質、糞便等不容易進入水管；換句話說，如果不能維持相當的正壓供水方式，破損水管旁的髒東西很容易會被吸進來。然而，在台灣的自來水因為採取的是負壓供水，受污染的情形相對比較嚴重。

■進水池、水塔也要常檢查

除了前面提到的，在自來水輸送過程中，有可能會因為水管破裂，導致許多細菌、微生物入侵外，家中的進水池、水塔也是一個很大的污染源。

我先來分享一個親耳聽到的例子。我朋友的同事某天說，他家水

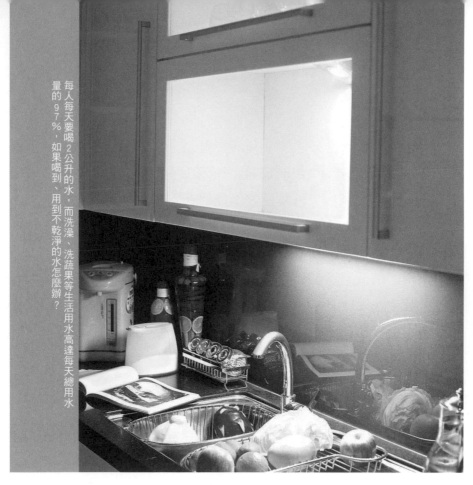

每人每天要喝2公升的水，而洗澡、洗蔬果等生活用水高達每天總用水量的97%，如果喝到、用到不乾淨的水怎麼辦？

費現在非常省錢，以前動輒都要500～600元，如今居然還不到100元。朋友好奇的問說，是不是家中人口減少了，所以水費降低呢？他的同事聽了更得意的回答說，就是沒有才神奇啊！這時，另外一位同事開口說了一句：「最好快去檢查一下你家的進水池或水塔，看看有沒有問題！」一檢查後，那位同事臉都綠了。知道出了什麼問題嗎？原來他家進水池的防水層破了，所以會有外面的水跑到進水池裡面，而這外面的水正是距離進水池不到40公尺的化糞池的水，也就是說這幾個月來，他喝的自來水中有80%的都是化糞池裡的水。

另外，由於有很多水塔上面並沒有加鎖，像前陣子台大女生宿舍

就有洗澡水、洗手台水流出鳥羽毛，導致學生皮膚過敏、眼睛發癢。也有新聞報導有人因為逃避警察追捕躲在水塔內而溺斃，污染了水源，產生的細菌難以數計。許多人總是當水質有異或是出現血水時，才驚覺生活飲用水出了問題。

這樣的例子是否讓你覺得頭皮發麻呢？但是千萬別懷疑，這有可能就會發生在你身上。想要維持用水衛生，進水池和水塔可是除了水管外，相當重要的一環！

■井水、泉水喝不得

除了自來水外，還有許多人相當喜愛飲用山泉水或是井水，認為這些水質天然，對人體比較好，這在還沒工業化之前或許還可以，然而現在工業化污染嚴重，很多的土壤和水源已經被工廠廢水所污染了，飲用了對人體其實是有害的。像媒體就曾報導，2004～2005年8月間，桃園縣八德市飛灰掩埋場將含有戴奧辛的廢水抽送到野溪放流，最後流入板新水廠進水口，讓大台北、桃園縣200多萬民眾喝了近兩年的毒水。連自來水的水都會被污染了，更何況未經任何過濾、消毒程序的泉水及地下水呢？

水占了人體的70％，每天除了要飲用2公升的水外，還有洗澡、洗菜、洗衣、洗地板等都需要用到水，水質的好壞直接或間接都將會影響身體健康，因此，水質的穩定與安全，絕對不可以輕忽。接下來，我就一一和大家介紹，躲在用水中的可怕殺手！

自來水受污染的可能途徑示意圖

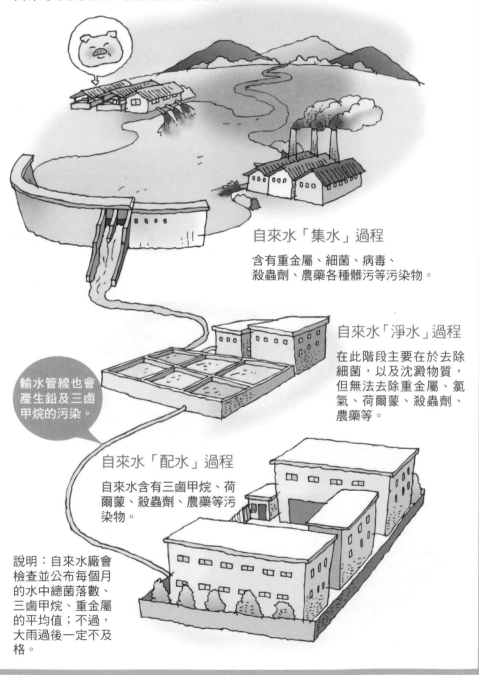

自來水「集水」過程

含有重金屬、細菌、病毒、
殺蟲劑、農藥各種髒污等污染物。

自來水「淨水」過程

在此階段主要在於去除
細菌,以及沈澱物質,
但無法去除重金屬、氯
氣、荷爾蒙、殺蟲劑、
農藥等。

輸水管線也會
產生鉛及三鹵
甲烷的污染。

自來水「配水」過程

自來水含有三鹵甲烷、荷
爾蒙、殺蟲劑、農藥等污
染物。

說明:自來水廠會
檢查並公布每個月
的水中總菌落數、
三鹵甲烷、重金屬
的平均值;不過,
大雨過後一定不及
格。

重金屬（鉛鋅鉻汞砷鎳銅鎘錳等）

水中重金屬會在人體內累積，不容易排出，常會造成如精神疾病、破壞肝腎功能、神經傷害等病變。

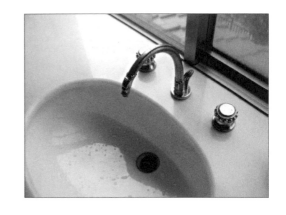

之前曾經提過，我們日常生活所用的水，並不如所想的那麼乾淨，而其中最讓人頭痛的內容物之一就是重金屬。水中重金屬的來源相當複雜，其中最嚴重的當然要屬於工業污染了，其次還有家庭廢水、養殖廢水等。含有重金屬的水，除了在飲用或使用時會對身體造成傷害，同時會破壞土壤，讓農作物也受污染，如鎘米、砷番薯等。其實，在水中暗藏的重金屬殺手相當多樣，首先我來談談最出名的「鉛」。

生活周遭含鉛的物品相當多，特別是過去使用含鉛汽油、油漆等。但自從全面改用無鉛汽油、油漆之後，水中的鉛，成為危害我們健康的殺手之一。目前，台灣老舊地區的水管多是從日本時代就已經埋設的，而當時的水管不是鉛管就是銅管，即便使用銅管，在連接處也是以鉛來焊接，因此很多老舊社區都屬於鉛污染的高風險區，而這些水管正是水中鉛的主要來源。不但台灣有這個問題，連最富裕且科技發達的美

國仍有1/4州的飲用水含鉛量超過美國聯邦水質標準。

■重金屬傷腦又傷身

　　鉛對人體的傷害有多大呢？1990年，高雄醫學院附設醫院曾調查高雄市900多名小學生的血鉛濃度，發現鉛濃度越高者，學校成績越低，尤其是語文和社會科最為明顯。平均血鉛濃度上升3微克（等於1/1,000公克），成績就會退後一名。除了兒童的智力外，它還會導致精神狀況異常、暴力傾向、腦病變、腎功能障礙、荷爾蒙濃度降低、貧血，甚至還會引發癌症。最可怕的是，鉛在人體會長期累積，而12年後也只能排出一半，等於長久在體內慢慢累積，因此傷害也就會越來越大。

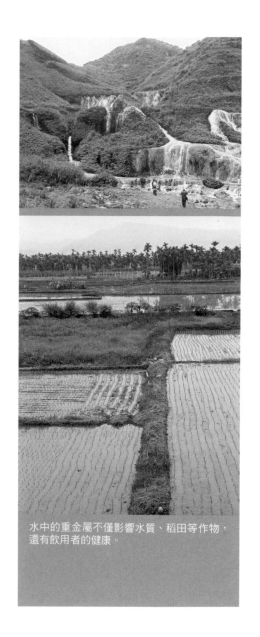

水中的重金屬不僅影響水質、稻田等作物，還有飲用者的健康。

　　接下來要談的重金屬則是全民的夢魘——工業及農業污染、家庭廢水污染的後果。根據衛生署1982～1991年的「台灣癌症死亡率分布地圖集」，可以發現台灣西部平原中，只要是癌症死亡率最高的鄉鎮，旁邊都有一條嚴重被污染的河流（如台南縣鹽水溪、二仁溪和急水溪分別名列前三名），或者附近有一個以污染著名的工業區（如臨海工業區等）。其中，癌症個案又多集中在污染河流的下游，或是化工廠附近，而且大量使用農藥的鄉村又比城市的癌症死亡率更高。

■砷污染水土會致癌

　　相信大家對於「烏腳病」這名詞不陌生吧！罹患這種疾病的患者主要集中在台南、嘉義沿海，他們因為長期飲用地下水，導致慢性砷中毒，也就是俗稱的烏腳病。除了南部的淺水井被檢驗出含砷外，東部的宜蘭深水井也含砷，在2007年也聽聞台北市北投地區被報導水中含砷的消息，引起很多人的恐慌。根據台大生物環境系工程學系張尊國教授的研究發現，該地區之所以含砷，和其他地區因為工業污染所引起的原因不同，主要是因為地熱谷附近河床的砷鉛鐵礬礦物所引起，而這種礦物為台灣首見。

　　除了自然界的礦物可能含砷外，目前的砷污染除來自工業廢水外，農業的除草劑等也含有砷，這些含毒的廢水或是農藥都會在土地裡殘留，導致農作物也受到毒害。例如針對台灣西南沿海烏腳病地區的農作物檢驗分析發現，每公斤的白米含砷量高達150微克，比管制

標準60微克還要高出2.5倍，其中68％是能夠致癌的無機砷，而同樣重量的番薯含砷量也高達110微克，其中75％是無機砷（砷分為有機砷與無機砷，其中以無機砷毒性較強）。

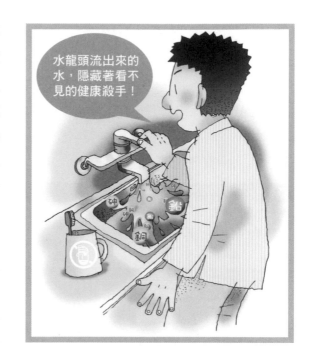

水龍頭流出來的水，隱藏著看不見的健康殺手！

　　到底砷是什麼呢？它不像鉛或銅那麼耳熟能詳，但若是提到它的相關產品──「砒霜」，那麼大家都不陌生了。砒霜的主要成分是三氧化二砷（arsenic trioxide），是古今中外有名的劇毒，只要一點點就可以致人於死。事實上，砷的任何化合物都是含有毒性的。慢性砷中毒的症狀主要有下肢麻木，皮膚潰瘍、壞疽等，最後會讓皮膚發黑，罹患者會變成間歇性跛行。此外，砷化合物還是致癌物，除了會導致皮膚癌外，也可能使得膀胱、食道、肺、腎、肝、大腸等處的癌症發生率增加。

　　水中重金屬相當多，除了上述所說的鉛、砷外，其他像是鋅、鉻、錳等，都有可能躲在井水或自來水中，而這些重金屬對人體分別都有不同程度的影響，最好可以事先排除。

【江醫師特效藥】 **選用合格可濾除重金屬的淨水器**

　　想要杜絕飲水中的重金屬，最好的方法就是使用家中淨水器，徹底過濾可能殘留在水中的有毒物質，確保飲水、用水的安全無虞。

（表5）水中重金屬的傷害力

重金屬元素	來源	對身體的影響
鉛	家庭用水、玩具、裝潢材料	腦病變、智能障礙、神經行為異常、孩童發育及智商受限、甲狀腺荷爾蒙濃度降低、慢性腎衰竭、降低精子活動力及數目、致癌等
鋅	家庭用水、玩具、裝潢材料	貧血、白血球稀少、免疫力受損、體重減輕等
鉻	家庭用水、裝潢材料	出血性腸胃炎、急性腎衰竭等
汞	家庭用水、裝潢材料	中樞神經異常、視力受損、感覺及運動障礙、肌肉萎縮及智能受損、巴金森氏症、腎衰竭等
砷	家庭用水、裝潢材料	濕疹、皮膚癌、中樞及周邊神經病變、貧血、白血病、周邊血管病變、四肢壞死、肝功能異常、肝癌、肺癌、膀胱癌等
鎳	家庭用水、裝潢材料	噁心、嘔吐、頭痛、心悸、虛弱、腹瀉等
銅	家庭用水、裝潢材料	腦部病變、肝硬化等
鎘	家庭用水、裝潢材料	腎病變、低分子量蛋白尿、氨基酸尿、痛痛病（因腎小管功能受損使較小分子的蛋白質及鈣由尿中流失，長期下來引發軟骨症、自發性骨折及全身到處疼痛）、高血壓、心臟血管疾病、致癌等
錳	家庭用水、裝潢材料	神經及精神異常等

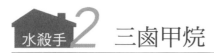

水殺手 2　三鹵甲烷

喝入、吸入對人體傷害大，容易引發癌症、孕婦流產或畸胎。

　　在說明水中三鹵甲烷的危害之前，我要談談大家對自來水的過度期待。很多人都認為，自來水經過淨水過濾的程序，應該是乾淨、安全的。其實，這是「淨水廠」給人的誤解，事實上，自來水廠應該要叫做「消毒水廠」才是，因為它是將飲用水事先過濾顆粒狀雜質和消毒，而不是移除裡面溶解的化學物質，而自來水廠用來消毒、殺菌的物品就是氯。

　　除了自來水廠外，游泳池也普遍都是用氯來消毒。根據國際知名的過敏醫學研究期刊《Allergy》發表的研究指出，兒童若是經常游泳，游泳池中的氯可能會導致其日後成人時，有罹患花粉症的可能性。因為游泳池中的氯會與人體分泌的汗水、尿液或口水產生反應，成為無機的氯胺化合物，包括氯胺（NH_2Cl）、二氯胺（$NHCl_2$）與三氯化氮（NCl_3）。這些化學物質會刺激鼻黏膜、眼睛，也會傷害肺部，導致更容易過敏或氣喘等。

　　元元（化名）是位可愛的6歲孩子，他活潑好動，人見人愛。去年暑假，他和親戚去某間室內游泳池游泳，愛玩水的他，一待就是3個鐘頭。結果，在游泳池邊，他開始不停的咳嗽，甚至咳到嘔吐。親戚趕緊帶他回家。

　　回到家中，元元還是咳不停，而且越來越嚴重，還出現了噪動不安、呼吸

急促的現象，家人被嚇到了，趕緊將他送到醫院的急診室去。醫院檢查時發現，他不但眼皮浮腫，還出現像狗吠般的咳嗽聲，而且已經出現了缺氧情形，趕緊轉送到加護病房。經醫生詳細的檢查後，斷定病因為化學物質所引起的會厭炎及咽喉支氣管炎。

不只元元，後來在同樣的游泳池中，還有5位泳客出現類似症狀。

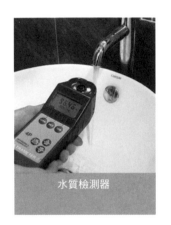
水質檢測器

元元的故事是個真實的事件，他之所以會生病就是在室內的溫水游泳池中吸入大量的三鹵甲烷所導致。你相信嗎？元元游泳的那個室內游泳池後來經過檢測發現，其三鹵甲烷的含量高達上限的8倍之多。

另外，氯氣還會刺激皮膚角質增生、造成皮脂腺分泌旺盛，若接觸量過高（如長期游泳），就有可能會造成皮膚炎等。氯除了可能引發過敏、氣喘等外，當它碰到了有機物，像是水中的枯葉或是腐植土等，就會形成三鹵甲烷，而三鹵甲烷中最可怕、最容易致癌的就是三氯甲烷，也就是氯仿（$CHCl_3$）。

氯雖然是在淨水廠中添加的，但是為了保持運送到你我家中的自來水不會受到細菌的危害，因此水管中的自來水一定保有相當程度的「餘氯量」，加上先前提過自來水的原水流失率相當高，表示自來水管一定有破洞，因此土中的有機物當然可能跑到水管裡，所以家中的自來水含有三鹵甲烷，就一點也不奇怪了。

　　台灣的自來水含有三鹵甲烷的主要原因有下面兩點：

一、由於原水的含菌量過高，所以原水一進入淨水廠就立刻實施「前加氯」淨水曝氣過程，如此一來，原水中的有機酸與氯氣就開始形成三鹵甲烷。

二、由於原水水質惡化，淨水廠不得不提高氯氣量來因應，氯氣量增加了，當然自來水中的三鹵甲烷含量也就會增加。颱風及豪雨過後更是如此。

■吸入三鹵甲烷傷害大

　　飲用過煮沸自來水的你，一定對於飲水中那討人厭的「藥味」不陌生，那就是氯，氯既然是用來消毒殺菌的，喝多了當然不好，所以坊間也有許多電熱水瓶強調有除氯的功能，或者是建議將自來水燒開後，讓它持續沸騰15～20分鐘，以便可以除氯，我要在這裡提醒大家，這可是一個相當危險的傷害行為。

　　之前已經說過，每個人家中的自來水都含有一定量的三鹵甲烷，而三鹵甲烷已被證實會致癌，所以當你用煮沸的方式來除氯的話，如果沒有注意通風，這些有毒的氣體就被你吸入體內了。事實上，三鹵甲烷吃進去對人體的危害並不大，因為腸胃吸收力不強，但是我們的肺部吸收就非常好，所以吸入三鹵甲烷的危險性比喝進去要高許多，這也是為什麼在台灣洗澡洗太久，甚至會增加致癌風險的原因。建議大家在豪雨或颱風之後，原水混濁時不要長時間洗澡。

　　長期吸入三鹵甲烷的毒性之強，就算你身體再好恐怕也承受不了。有位某大建築公司的副總，他愛運動又注重養生，身材維持得很好，因為他每天7點到公司前會先去健身房，然後到溫水游泳池游泳，之後開始上班，整天神采奕奕，看過他的人都認為他應該會長命百歲。可是就在他搬入企業新總部後，不到一年時間因為罹患癌症過世了，讓很多人都感到驚訝。這是為什麼呢？因為他每天都到總部的室內溫水游泳池游泳，只不過他萬萬沒想到，原本是他健身的場所，卻成了傷他最重的地方。

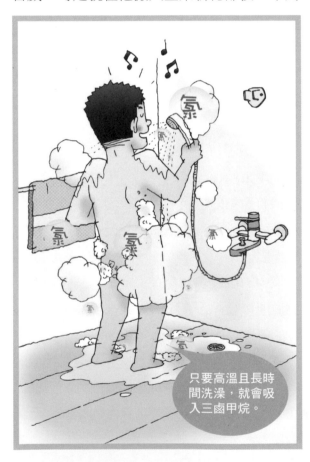

只要高溫且長時間洗澡，就會吸入三鹵甲烷。

　　大家都知道游泳池會添加氯來消毒，但是游泳池內的有機物相當多，像是人的汗水、口水、排泄物等，所以就會形成三鹵甲烷。尤其是溫水游泳池，三鹵甲烷很容易被蒸發，但三鹵

甲烷又比氧氣重，就會浮在水面上，因此更容易被游泳者吸入體內，長久下來便嚴重傷害身體健康。所以說，當溫水游泳池沒有辦法進行除氯工作時，在溫水游泳池中游泳，會比在一般水溫的游泳池及戶外游泳池來得危險許多。建議在挑選有游泳池設備的房子時，請務必要小心游泳池的消毒劑。

　　那是不是少游泳就可以避免受到三鹵甲烷的毒害呢？當然不可能。因為你可以不游泳，但總不能不洗澡吧！事實上，當我們盡情沖澡或是快活的在熱騰騰的浴缸中泡澡時，漫布的水蒸氣裡，可都是滿滿的三鹵甲烷。每天這樣子吸，如果浴室的通風設備不好的話，你的肺是否能承受？

■洗澡過久致癌率高

　　國科會曾支持吳焜裕教授進行「毒理機制在風險評估的運用及本土化研究」，實地測量健康成年人的呼吸量，以及用水量與洗澡時間，並根據自來水中所含的三氯甲烷和四氯化碳等6種揮發性致癌物質進行風險評估。他對中部459位民眾進行問卷調查，了解一般人洗澡習慣後，以每分鐘沖淋7.5公升的水量、浴室空間為7.5立方公尺、洗澡時間12.7分鐘，每天淋浴一次，平均壽命70歲為標準，評估國人終生因洗澡，吸入揮發性有機物質（三鹵甲烷等），每百萬人之中有1.43～56.65人，可能會有致癌的風險。

　　如果洗澡洗10分鐘，那麼體內三鹵甲烷的總量中，有4成是吸入

的，3成是經由皮膚吸收的，但若洗澡時間增加到20分鐘時，吸入的量便高達6成，皮膚吸收量仍維持在3成，顯示若是在密閉空間內洗澡時，有7～9成的三鹵甲烷都會經由呼吸和皮膚吸入人體。根據國外的研究也發現，倘若淋浴時間越長、水溫越高，水蒸氣中有毒化學物質就越多，因此淋浴10分鐘後，浴室內有毒氣體的濃度要比淋浴5分鐘的濃度高4倍。

1974 年即由美國科學家魯克（Rook）率先證實，自來水以氯消毒，會產生許多的致癌消毒副產物；而後的美國學者康托爾（Cantor）也在1977年報告指出，飲用水中氯仿濃度與直腸癌、膀胱癌、大腸癌呈線性關係；在1978年，學者胡根（Hogan）亦表示飲用水中三鹵甲烷濃度越高，飲用者罹患膀胱癌的機率越大；美國的醫學研究發現，三鹵甲烷在體內長期累積，不僅男性精蟲活動受影響，女性也可能有不孕的後遺症或縮短經期等影響。在1997年，中國醫藥學院環境醫學研究所郭憲文教授帶領研究生蔣宗芬研究發現，一般人擔心飲用水不好會影響身體健康，卻忽略了生活上的其他用水安全問題，因為通常家庭的淨水器只用來供應飲用、烹飪之用，但是對生活上的其他用水則毫無警覺地直接取用自來水。

要特別提醒的是，一般飲用水只占每天總用水量的3％而已，所以，自來水中三鹵甲烷等的殘留問題，對人體影響最深的反而是洗衣、燒飯、洗澡等一般生活接觸用水。目前已知三鹵甲烷會造成肺癌、流產、早產及畸胎等，我在此奉勸準媽媽們最好不要泡澡或長時間淋浴，除非家中已裝設三鹵甲烷過濾器。

江醫師特效藥 1　**保持適當通風**

　　為了避免吸入三鹵甲烷，如果沒有裝設過濾器的話，最好的方式就是保持浴室通風。除了洗澡會吸入氯氣之外，一些加裝除氯鍵的熱水瓶，也會形成氯氣，因為當你按下除氯鍵之後，氯氣會變成蒸氣在家中飄散，如果家裡通風不良那就麻煩大了，因此除氯鍵只是廠商的「花招」。至於大家擔心喝含氯的水會影響身體健康，其實是多慮了，因為正如前面提過，吸入比喝下肚更危險。

江醫師特效藥 2　**飲水及用水事先過濾**

　　加裝濾水器是比較安全的去除三鹵甲烷的方式。坊間有一種裝在水龍頭前的三鹵甲烷過濾器，這種小型的過濾器，大約一個星期就會飽和，如果週週換，不但成本高也費力，而裝了若忘記換濾心，恐怕就會滋生更多的細菌。

結語：安全用水，從分層過濾做起

　　由於自來水的不可靠，所以建議不論飲用水或是生活用水，最好都要經過不同的過濾程序，才能確保可以用到潔淨又安全的水。由於水的潔淨程度，會因為使用方法而有不同的需求，有些是要喝到肚子裡去的，有些是拿來洗衣、洗澡或是洗地板的，因此建議家中最好都

有分層過濾的淨水系統。

　　分層過濾的濾水設計原則是：先在大樓的進水池前，裝設袋濾器，將泥沙等含有機物的雜質過濾，以減少產生三鹵甲烷的機會，而且還可減少清理進水池和水塔的次數與花費，不過此階段，並不宜除掉氯氣，因為若在此時將氯氣過濾，在進水池中很容易滋生細菌。

　　接下來，當進水池裡的水準備分管進入自家使用時，這時應該要裝設三鹵甲烷過濾器來去掉氯氣和三鹵甲烷等，這階段的水適合洗澡或是做家事時使用。一般裝在水塔後方的三鹵甲烷過濾器是適用家中人口數4～5人，如果以台北市自來水廠6道過濾水源程序來說，濾心建議半年換一次；至於一般縣市自來水廠只經過4道過濾水源，建議4個月換一次濾心。

　　如果是廚房等飲用水，建議再加裝逆滲透過濾器來過濾，因為逆滲透才能徹底去掉水中的重金屬及女性荷爾蒙等。提醒大家，當家中安裝濾水器時，就要定期更換濾心，並且維護保養。

　　水對健康影響程度相當大，如果家中有人得到了奇怪的疾病，一直查不出原因的話，最好可以先檢驗一下家裡的用水。我有位病患，始終查不到腎臟發炎的原因，後來才知道原來他一直飲用井水卻沒有說，而井水裡頭的重金屬可能是主要因素之一。

　　此外，如果家中沒有任何淨水設備，在颱風或大雨過後，最好先暫時改喝瓶裝水，因為這時候自來水廠為了避免細菌滋生，會將加重消毒時的氯含量，這樣的「藥水」喝多了可是會致癌的！

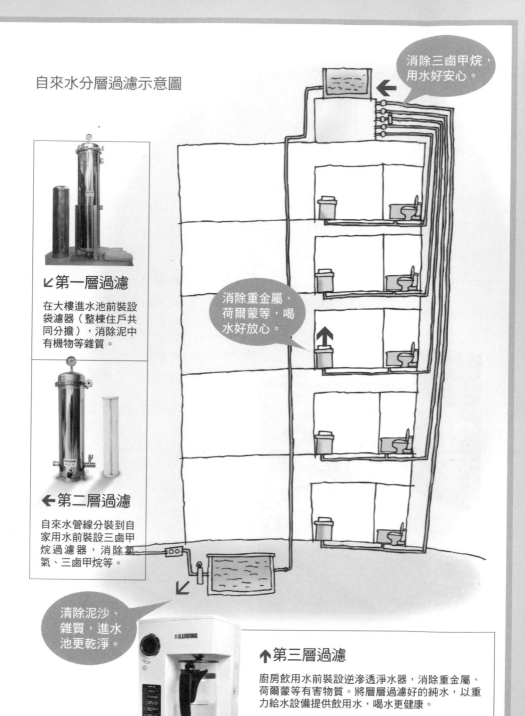

自來水分層過濾示意圖

消除三鹵甲烷，用水好安心。

← 第一層過濾

在大樓進水池前裝設袋濾器（整棟住戶共同分擔），消除泥中有機物等雜質。

消除重金屬、荷爾蒙等，喝水好放心。

← 第二層過濾

自來水管線分裝到自家用水前裝設三鹵甲烷過濾器，消除氯氣、三鹵甲烷等。

清除泥沙、雜質，進水池更乾淨。

↑ 第三層過濾

廚房飲用水前裝設逆滲透淨水器，消除重金屬、荷爾蒙等有害物質。將層層過濾好的純水，以重力給水設備提供飲用水，喝水更健康。

你家的磁場夠好嗎？

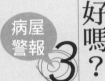

病屋
警報
3

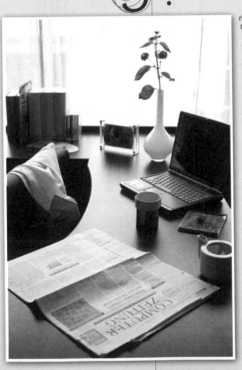

常見的生活能量迷思

● 噪音只是對聽力有害？
● 輻射屋全都已列管？
● 只要不是輻射屋就不會有
　輻射污染的風險？
● 避開高壓電塔就可遠離低頻輻射了？

■家中隱藏看不見的能量殺手

　　一個好的居家環境，除了先前提到的空氣和水外，還有一環很容易被忽略，但對於身體健康卻相當有影響力，我把它歸類為「能量」。家裡有一些負面的能量，會影響居住者的健康，但不痛不癢，只不過偶爾令人心煩氣躁，像噪音讓你幾乎感受不到它的存在，但卻暗地裡每天啃蝕你的健康本錢；又像是戶外的高壓電桶、變電所或是家中的電器設備及配電線等，都會發出影響身心健康的電磁波。還有先前提過的氡氣，以及接下來會提到的輻射鋼筋所造成的游離輻射等，都是可怕、又容易被我們忽略的「殺手」。

　　王先生（化名）是醫療儀器的維修工程師，結婚後就一直期待可以生兒育女，太太懷孕後他更喜形於色，終於要當爸爸了！可惜，老天爺喜歡惡作劇，他的長子是個智能不足的孩子，雖然如此，他還是很疼惜兒子，並積極的計畫生下一胎。心想，總不會老二也有問題吧！

　　很不幸的，他的人生好像受了詛咒似的，第二個孩子也出現智能不足的情況，讓王先生和太太實在無法接受。後來，夫妻倆決定一起去醫院求助醫師，想了解是不是雙方有家族遺傳的問題，但檢查結果都沒問題。難道，當真是王先生運氣特別差嗎？還是他們上輩子造了什麼孽？又或者是他忽略了什麼事？

　　其實，王先生就是忽略了放射線這個看不到的「殺手」，才會遭逢這麼大的人生巨變。當醫師查不出王先生生出智能不足後代的原因

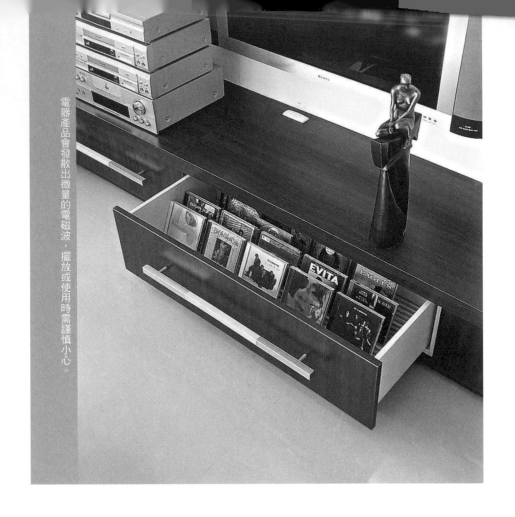

電器產品會發散出微量的電磁波，擺放或使用時需謹慎小心。

後，只好問他，在工作的時候，有沒有發生過特別的事情。他想最有可能的原因就是曾進入實驗室關閉一台有放射線的儀器，當時他覺得只是進去一下，應該不會有影響，所以沒有穿戴任何防護衣，然而這輕忽的舉動，就成了他日後健康的威脅。在此，也提醒從事放射線相關的工程人員，行政院原子能委員會（簡稱原能會）有委託部分院校開設輻防等課程，為了自己的健康著想，務必抽空進修會比較好的。

這些看不到的殺手到底有多可怕呢？絕對不是我在危言聳聽，聯合國在幾十年前就已將低頻輻射定義為兒童的B級致癌物，它會導致兒童血癌的發生機率，然而可悲的是，目前台灣還有70幾所中小學，

暴露在這樣的環境裡。這是令人擔憂卻又深感無力的現況，對於大環境，我們或許無能為力，但至少在居家環境方面，最好可以徹底隔絕負面能量的入侵，這樣才能住得健康又安心。

能量殺手1　游離輻射（含微粒和電磁波）

看不到、摸不著、聞不出來，如輻射鋼筋等，卻可能導致各種癌症的發生，以及免疫力低下、畸形兒、流產等。

聽我說「游離輻射」時，很多人可能會睜著大眼睛，不知這是什麼東西，那我換一個可能大家比較熟悉的名詞——輻射鋼筋，這樣是不是清楚多了呢？

事實上，游離輻射指的是一種高能量的輻射，我們所熟悉的 α、β、γ 射線，都屬於游離輻射。這些輻射源可分為天然的，例如宇宙射線、土壤岩石中自然存在放射性元素（如氡氣）所產生的輻射，還有來自於人為的輻射鋼筋、醫療放射線診斷及治療、核電廠等。但不論是天然還是人為，所有的游離輻射都沒有所謂的安全劑量，也就是暴露的越多、越久就越危險。如果參考國際ICRP法規，安全建議值是0.1微西弗（uSv/h）；而台灣，根據原能會之前的法定污染標準值，是以貼面偵測（沿著牆面掃描之量測劑量率）的0.5微西弗以上，定義為不適合人住；而當建築物的輻射年劑量大於1微西弗，則會列為輻射屋。

游離輻射又可依型態分為微粒和電磁波兩種，微粒型游離輻射包

含 α 粒子、β 粒子、中子、質子等，可能有帶電荷，也可能沒有。電磁波型的游離輻射則沒有電荷也沒有質量，就像光一樣傳送，但是波長更短，能量更高，包含 γ 射線和X射線。

■ 射源難追蹤，輻射鋼筋可能在身邊

在所有游離輻射中，最為人熟悉且害怕的應該就屬輻射鋼筋了。我先來說一件新聞，2006年，原能會接獲通報，某鋼鐵廠收購的廢鐵原料中有許多是含鈷六十放射性元素的輻射鋼筋。這是自1992年輻射鋼筋事件後，所查獲最大的一批，因為過去頂多只有零散的輻射鋼筋被查到，然而這一次居然高達2公噸之多。

這樣的新聞背後，你是否已經嗅出「危險」的訊號了呢？沒錯，那就是我們所居住的環境中，有很多不確定的房子，很可能就是這批輻射鋼筋所建蓋而成的。坊間為什麼有這麼多輻射屋呢？

首先有一種可能是，當初原能會所列管1992年那批輻射鋼筋時，有些屋子沒有被清查到，所以還是會發現一些輻射屋。其次，那就是一些含有鈷六十的射源，像是老舊的X光機等，被當作廢鐵回收，然後成為新的鋼筋製造材料，於是又產生了一批新的輻射鋼筋了。雖然管制輻射源頭，需要政府再加把勁，然而購屋的同時，最好也要擁有自救的本領，那就是委請專家來做檢測。

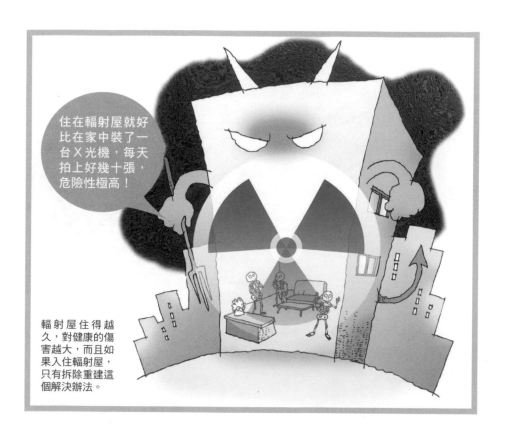

住在輻射屋就好比在家中裝了一台Ｘ光機，每天拍上好幾十張，危險性極高！

輻射屋住得越久，對健康的傷害越大，而且如果入住輻射屋，只有拆除重建這個解決辦法。

■輻射屋檢查，買屋前不可少

　　因為游離輻射對身體的傷害是累進的，目前已知，若在不知情的情況下住進輻射屋，那相當於每天被拍上好幾十張的Ｘ光照，如此一來致癌、免疫力低下、流產、早產等的風險也就相對的提高，因此不妨請人用專業儀器（蓋格計數器）進行房屋健康檢查，看看屋內是否有

輻射線。

　　至於原能會所採用的輻射線標章管
制，因為採用的是累計年劑量，可以做為
永久及間斷性射源輻射的評估，如迴旋加
速器、X光機電腦斷層等也屬於此機型，不
過這樣的作法卻難以斷定射源來自哪裡，
如同剛才提過暴露在游離輻射的環境中越
多、越久就越危險，當然最好馬上知道測
出的結果，才能做最妥當的處理。

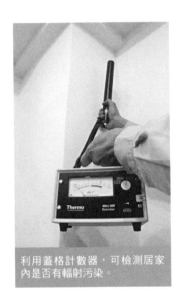

利用蓋格計數器，可檢測居家
內是否有輻射污染。

◎買到輻射屋，政府能幫忙

　　為顧慮輻射屋的危險性與人民的權
益，政府訂有輻射屋拆除重建標準與補
助措施，凡是受到輻射污染的房屋，可
依照污染狀況向當地建管機關申請重
建，若未達重建標準，但輻射年劑量在
0.5至1.5侖目（rem）之間，住戶可向
原能會申請改善規劃設計及40萬元以內之補助改善工程經費。

　　至於，輻射屋拆除重建標準為受污染戶中有20％之輻射年劑量在0.5
侖目以上，且同時有一戶超過1.5侖目以上；或有20％之輻射年劑量在
0.5侖目以上，且不適合採取拆除重建以外的改善方式。

江醫師特效藥　拆除是唯一的辦法

如果發現房子是輻射屋，唯一的辦法就是拆除重建，這是目前檢測的所有房子中，會被判處「死刑」的一種，而原能會也會將屋子貼上標籤，並禁止買賣。但有些不肖業者或屋主，在發現是輻射屋時，往往會隱瞞事實，偷偷的轉手，因此我才會再三提醒讀者，由於輻射鋼筋仍偶有出現，很難斷定大部分沒被列管的房子都不是輻射屋，最好的自救辦法，就是在買房子前先做輻射檢測，以確保居住健康與購屋安全。

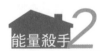

能量殺手2　低頻輻射

家電設備、配電系統所散發的輻射，將導致兒童癌症、流產、早產、畸胎。

居家的負面能量，除了前面所提的游離輻射外，還有一個不可以輕忽的就是低頻輻射所帶來的傷害。所謂的低頻輻射，指的就是發射出低於300赫茲（Hz）頻率的家電設備及配電系統（如牆壁內的配電線等），而戶外來源則為住家附近的電力設施，如變電所、高壓輸電線、配電線等。一般說來，電焊工人、變電所工作者、影片放映技師、影印工作者、裁縫師等，都是暴露在低頻輻射之下的高危險群。

■ 低頻輻射隱藏家電中

為什麼變電所附近住不得呢？因為早在幾十年前，醫學界就已經證實了低頻輻射和兒童癌症的關係，世界衛生組織更將它列為B級致癌物。所以當你在購買房子時，最好可以先勘查一下附近的環境，不要讓住家靠近變電所、高壓電塔太近，以免受到傷害。

不過，低頻輻射除了來自戶外，也有可能是自家的配電設計出了問題，以及家中許多可能產生低頻電磁輻射的電氣用品，如電腦、冰箱等。比較需要注意的當然是配電錯誤的問題，尤其遇到沒經驗的水電工，或是當他便宜行事，沒有按照正確的方式施工時，很可能因為配線管中有不同迴路的電線、或是同一迴路電線兩股分開太遠等配電錯誤而產生低頻輻射。

另外，發生在床位附近的低頻輻射，對人體的傷害最大，因為我們躺在床上睡覺的時間最長，受低頻輻射干擾的時間當然也就越久，長期下來，就等於讓自己暴露在致癌的風險裡。有許多研究都指出，暴露在居家或職場裡的低頻輻射，有可能會得到白血病、腦瘤或乳癌等，而部分研究則發現低頻輻射會導致生殖器異常或神經行為改變，包括睡眠障礙、沮喪、自殺、神經退化性疾病等。

我知道一對夫婦結婚多年始終沒有懷孕，但最後證實是房子出了問題的真實故事。這對夫婦都做過身體檢查，並無生理上不孕的問題，當他們知道居家環境也有可能導致不孕後，委請專業人員進行檢測。結果發現，主臥的床頭離電源開關過近，低頻電磁波的檢測值超

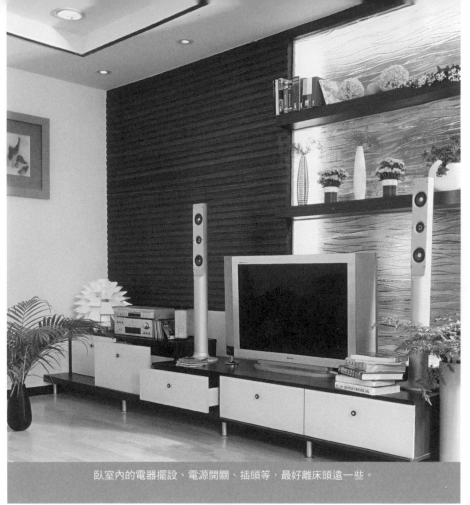

臥室內的電器擺設、電源開關、插頭等,最好離床頭遠一些。

過建議上限值4毫高斯,因此建議更動床的方位,不久後就傳來懷孕的
好消息了。

■高低頻電磁輻射,能免就該免

　　低頻輻射對年紀越小的小孩,傷害力越大,所以有幼兒或是孕婦
的家庭,千萬不要小覷。要特別提的是,相對於電器用品等低頻輻射
來說,手機及其基地台是屬於高頻輻射,然而高頻輻射的生物效應目

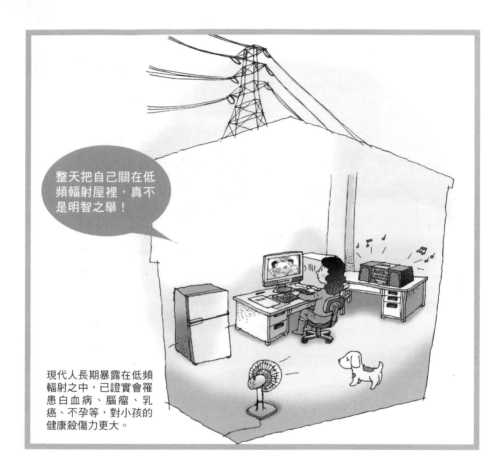

前科學界爭論不休，不過在2008年初有兩篇研究很值得大家參考警惕。

　　以色列是最早使用手機且最頻繁的國家，所以在以色列的研究比較可以看出人體長期暴露在手機輻射波下的影響。該國癌症專家莎德茨姬博士發表在《美國流行病學雜誌》的研究指出，每天使用手機且達數小時者，罹患腮腺癌機率比不用手機的人高出50％；而且，在鄉下使用

手機的患病機率也比較高，理由是手機和基地台距離越遠的時候，如果要和基地台的訊號保持暢通，手機就必須釋出更多的輻射波。

　　其次，根據《英國獨立報》的報導，瑞典烏普薩拉大學與卡洛林斯卡學院及美國密西根州的韋恩州立大學的科學家們，共同進行一項最新最全面的手機電磁波研究，顯示「電磁波可能會啟動腦壓系統，讓人更警覺，難以放鬆進入夢鄉」。該調查報告也顯示，兒童與青少年特別需要睡眠，但當孩子睡覺時，保母或父母有時會在一旁使用手機，導致兒童與青少年出現淺眠或睡眠不足等問題，造成他們情緒與個性改變，出現類似憂鬱、過動的症狀，也有學習表現欠佳及注意力不集中的情形，這些都是格外令人擔憂的情況。

　　即使醫學界至今仍未有定論，不過長期處在高劑量的輻射風險下，總是對人體不好，建議還是避免長時間用手機貼近頭部交談，可以考慮使用耳機來避免可能的傷害。

江醫師特效藥　杜絕低頻輻射的可能來源

　　想要知道家裡有沒有受到低頻輻射的侵擾，最好的方式就是委託專家用三軸高斯計來測量，自家的電源開關、插座等處也不要忽略，這樣才能徹底找出產生低頻輻射的來源，並加以杜絕。

　　幸好，和游離輻射不一樣，對抗低頻輻射

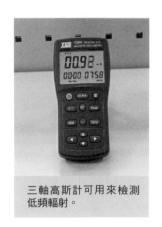

三軸高斯計可用來檢測低頻輻射。

並不用拆房子，也不需要太大的工程。像很多科技公司就會選擇使用「磁場防護貼板」，可用來隔絕電磁輻射，這種「磁場防護貼板」，每平方公尺約需1.5萬元左右（不含工），價格並不便宜；另外有一種低頻屏蔽漆，是水溶性乳膠漆，可當底漆，但僅可屏蔽部分低頻輻射，有較多建設公司使用，每平方公尺約千元左右（不含工）。不過若要這種油漆真的發揮功效，有一個前提，那就是面對變電所或是高壓電的那面牆不能開窗，否則一旦開窗，原先被阻隔的輻射還是會跑到屋子裡。

能量殺手3 噪音（含低頻噪音）

除了直接、間接傷害聽力外，還會導致失眠、注意力不集中、心律不整等問題。

噪音會傷害我們耳朵的聽力，如果你總是愛用耳機聽MP3或是隨身聽，那麼當你年紀大的時候，聽力很可能就會變得很糟或是完全失去功能。我發現一件很有趣的事，那就是耳鼻喉科醫師都很寶貝他們的耳朵，就連放鞭炮時，也常看到他們像小朋友一樣，趕緊把耳朵遮起來。事實上，他們並不是膽小，而是在保護自己的耳朵。從這個小故事中，就可以理解到，聽力對於人體的重要性，否則耳鼻喉科醫師不會這麼寶貝自己的耳朵。

一般人買房子時，很容易忽略了「噪音」這個問題，例如住家附近是否有大型工廠、是否有廟宇、是否臨近大馬路，交通流量大的時候

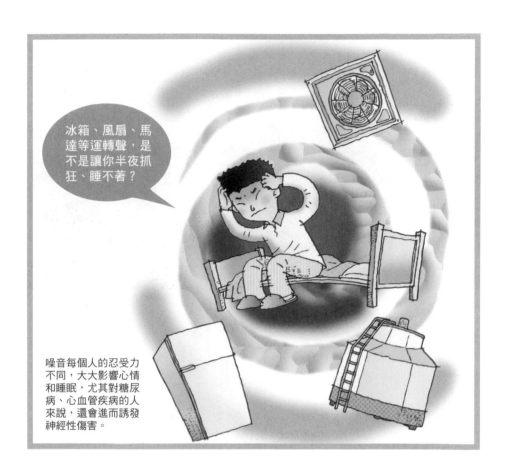

會不會產生太多噪音等。雖然，每個人對噪音的容忍度皆不相同，依照
政府的認定標準認為：當直接或間接妨害國民健康與生活安寧的聲音，
超過噪音管制的標準，以及依照我國勞工安全衛生法的定義，只要超過
90 分貝強度，而且持續 8 小時的聲音，這些都是噪音。但事實上，只要
是你所不想要聽到的聲音，或在不適當的時間於不當地點所發生的聲

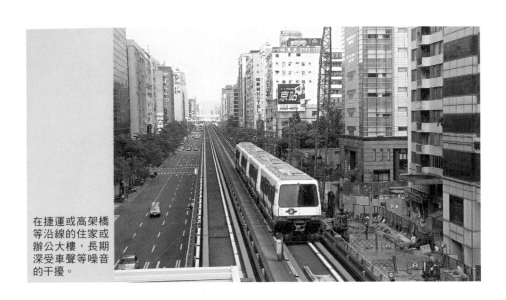

在捷運或高架橋等沿線的住家或辦公大樓，長期深受車聲等噪音的干擾。

音，或是引發個人生理上或心理上不愉快反應的聲音，都算噪音。

　　想知道自家環境附近的噪音數值，除了可以委請專家用儀器檢測外，目前台北市和高雄市都已經完成了重要路段的噪音地圖。根據環保署在網路上發布的即時監控系統，台北市和高雄市的主要道路噪音都高達70～85分貝，他們用顏色來區隔噪音指數，通常地圖上標示越紅的地區，就表示噪音量越大（噪音地圖我國尚在起步的階段，目前尚無法提供網路查詢）。前一陣子新聞曾報導，環保署檢測北部部分大型醫院，以及學者檢測台中地區的五所大型醫院發現，這些醫院的整體環境噪音平均值均高於歐美建議上限值的40～50分貝，顯示台灣醫院比較吵，關於這部分，硬體還可以要求院方進行改善，但人聲部分則是國人該自我要求的。

■噪音過多有害健康

千萬別以為噪音只是讓耳朵感到不舒服而已，事實上，噪音對人體的傷害相當直接。表6就是不同等級的噪音會對人體產生的影響：

（表6）噪音對人體產生的影響

聲音種類	分貝	生理上影響
噴射引擎	140	鼓膜會破
噴射機起飛	130	耳朵會痛
修馬路	120	心電圖變化
警笛	110	
地下鐵路	90	內分泌及心電圖變化
公車內	90	
道路交通	80	血管收縮、血流量減少、注意力減少等
電視、收音機	70	
普通會話	60	計算能力降低
郊外晚上	30	
微風、耳語	20	

資料來源：高雄市政府環境保護局

如果長期處在噪音的環境下，很快就會出現身心方面的問題。尤其有糖尿病、心血管疾病的患者，對噪音的耐受度較差，在物理性的刺激下，也較可能誘發神經性的傷害，使病情惡化。另外，躁鬱、妄想、精神分裂等患者，對噪音相當敏感，小至電腦鍵盤聲或手機鈴聲，都可能使他們的病情加遽。

　　噪音除了會對生病的人產生影響，同時也會影響睡眠品質，容易造成失眠、注意力不集中、煩躁不安、心律不整等情形。畢竟噪音對人體的傷害，是廣泛系統性的整體傷害，並不是單單只有影響到聽力而已，已知噪音會降低記憶力、閱讀能力及學習動機等。根據2008年1月份的美國聽力學會雜誌《*Journal of the Acoustical Society of America*》指出，學童暴露在教室內外的噪音量，會影響學業成績，又以較大的學童受到的影響更大，即使改善了社會經濟因素及語言的差異後，噪音對學業的影響仍然存在。現代人普遍都有失眠的情況，因此要特別注意居家附近有沒有高架橋或是鐵路、捷運等經過，如果有的話，就必須在家裡做好隔音設備，才能杜絕噪音來源。

　　醫學界有一個有趣的觀念，那就是人體的每個器官都有使用上的總量，就像硬碟大約可以使用10幾萬或是20幾萬小時的壽命一樣。因此，倘若年輕的時候就過度使用聽力，或是住宅的噪音指數過高，很有可能年紀大了就不能使用了。這就是為什麼非洲70幾歲的老人家，還可以聽到500公尺外的羚羊腳步聲，然而住在都市的一些老人家都得戴上助聽器。所以，耳朵的聽力怎麼可以不好好保護和維持，免得到老要用時，卻發現這個器官已經「報銷」了。

■低頻噪音讓人抓狂

　　我們知道放鞭炮或是擴音器的聲音，會讓人突然嚇一大跳，這種突如其來的噪音，無庸置疑，最直接也最傷害聽力。但有一種噪音對

於心律不整及身心理影響較大，那就是「低頻噪音」。

　　低頻噪音指的是聲音頻率在20～200赫茲，其中對人體影響較為大的是介於3～50赫茲範圍的低頻噪音（像是送風機、水塔、引擎、抽水機、變壓器、洗衣機、冰箱、汽車等）。這些低頻噪音平常很容易被窗外其他中高頻噪音遮掩，但若關上門窗，或是夜深人靜時，就很容易感受到它的存在。低頻噪音會讓人感到壓迫，容易導致神經衰弱、憂鬱症等，尤其是老人家更要特別留意。於2007年，葛哈比利（Ghabi-li）等學者在醫學假設雜誌《*Medical Hypotheses*》的發表指出，低頻噪音能引起實驗室中細胞的癌變，這一點相當值得我們警惕。

江醫師特效藥　改善窗戶隔音效果

　　為了避免受到噪音的干擾，在買房子前，除了考量地理位置，最好也要請專家代為檢測房子四周的聲音量，然後再看看哪個方向的噪音量最大（雖然鋼筋混凝土的建物，本身就有一定的隔音效果，但窗戶卻成了屋內的重要漏音來源）。

　　窗戶的設計是一大學問，一般而言，左右推拉的傳統窗戶，其隔音效果有限，前後推拉的推射窗隔音效果比較好，另外雙層氣密窗也會比單層氣密窗來得有用多了。最後要提醒家長特別注意，千萬不要把孩子的房間設在高噪音來源處，否則會嚴重干擾孩子的學習效果。還有失眠的人，最好也可以避開噪音來源的那一方，對睡眠品質會比較有幫助！

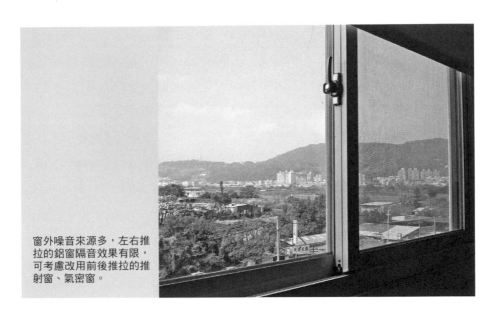

窗外噪音來源多，左右推拉的鋁窗隔音效果有限，可考慮改用前後推拉的推射窗、氣密窗。

 能量殺手4 光害

過亮的光線或是閃爍的光線會影響視覺，在睡覺時更會睡眠影響品質。

　　由於現代人過度的依賴電燈的室內照明，而忽略了靈魂之窗「眼睛」，在自然均勻的柔和光線下才會最舒服。又因為生活形態轉變，人類的國度幾乎已經變成了「日不落國」，出現夜晚比白天還要「耀眼」的不正常現象，眼睛日夜不分地遭受光害襲擊。

　　過度的光線所造成的問題，已經開始被廣泛的討論。「光害」或「光污染」的英文是「light pollution」，說明這是光線的污染，是因為人類過度使用照明系統所產生的問題。根據多處醫學研究指出，視

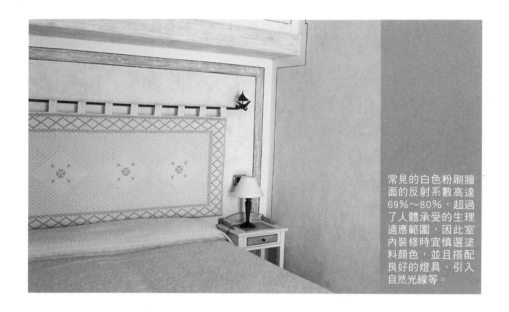

常見的白色粉刷牆面的反射係數高達69%～80%，超過了人體承受的生理適應範圍，因此室內裝修時宜慎選塗料顏色，並且搭配良好的燈具、引入自然光線等。

覺環境中的光害大致可分為三種：一是室外視環境污染，如大都市的燈光、廣告霓虹燈、建築物的高反射玻璃外牆等；二是室內視環境污染，如室內裝修、室內不良的光色環境等；三是局部視環境污染，如書本紙張、某些工業產品等。

在此，我以室內裝潢的粉刷牆面、鏡子等的反射係數來做進一步解說。常見的白色粉刷牆面為69％～80％、鏡面玻璃為82％～88％，至於特別光滑的粉牆和潔白的書本紙張的光反射係數高達90％，比起大自然中的草地、森林等還要高出10倍，這些數值大大超過了人體所能承受的生理適應範圍，因此室內裝修時所選用的塗料顏色、牆面材質、燈具，以及引入室內的自然光線等，都會影響居家的照明品質。

■從小睡覺沒光害，近視機率低且睡得好

　　近視眼是這2、300年間崛起的，尤其台灣學生的近視情況高居世界第一，不僅近視盛行率高，根據衛生署委託台大醫學院所做的流行病學調查研究指出，國小一年級近視盛行率是12％，國小六年級畢業生有50％以上有近視問題，國中三年級學生的近視盛行率更高達75％，而且罹患近視的度數相當深。國中三年級學生罹患600度以上的高度近視比率為8％，高三時增加至16％，大學生更高達20％。

　　在醫學上來說，近視是因為眼球前後徑不正常增長所造成的。近視不只是戴眼鏡的問題，高度近視者的眼球，常因眼軸過長、球壁變薄、組織變弱，容易引起視網膜剝離、黃斑部出血、後極部退化、白內障、青光眼等併發症，導致低視力或失明。

　　近視的原因除了和照明是否足夠、閱讀書報的距離及姿勢等有關之外，開燈睡覺也是造成近視的原因之一。於1999年，權威期刊《Nature》的報導指出，美國賓州大學醫學院兒童醫院研究人員針對479名的幼童、青少年進行研究，當他們睡在大燈房間，近視比例高達55%；若睡在小夜燈房間，近視比例還有34%；尤其2歲前若在黑暗房間睡覺，日後近視比例只有10%。

　　從這項研究可以知道，讓2歲以下幼兒在開燈的房間睡覺，大大增加日後近視的發生率；換句話說，睡覺時當燈光沒有完全關掉、或是無法隔絕光害的話，可能是造成近視眼的主要原因之一。雖然這個研究仍待更多學者專家繼續探討，但是睡覺時關燈不但睡眠品質比較

好，而且還能省能源又顧眼睛，大家還是寧可信其有吧！因為近視發生的年齡越小，加深的速度越快，轉變為高度近視的機率增高，導致失明的機會越大，因此近視防治必須從小做起。

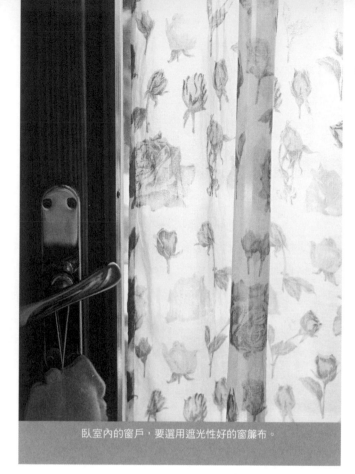

臥室內的窗戶，要選用遮光性好的窗簾布。

江醫師特效藥 1　睡覺時隔絕光線才能健康入眠

　　室內的燈光明暗與否是我們能夠控制的，如果房子的窗戶正對著快速道路、或商店招牌時，就很難避免這些黑夜來襲的不速之客。如果家中容易受到外面光源干擾睡眠的話，建議如果可以經由裝潢更改開窗的方向，那當然最理想，但若不能的話，最好可以選擇能遮蔽光線的厚窗簾，減少光線對腦袋的刺激。尤其，孩子房間除了注意適當的照明外，因為他們待在室內的時間比大人還要長，更要注意是否會受到室內或外面光源的干擾，以免成長中的孩子不能好好睡覺，影響發育。

江醫師特效藥 2 **理想光線提升生活品質**

　　在居家照明方面，必須讓眼睛覺得舒服，所謂的舒服且適度的照明，便是光線要均勻柔和，眼睛不會因為光差過大而讓瞳孔收縮、放大太頻繁，因此許多人在客廳、臥室等只裝一盞大燈，沒有針對需要看書報處附近添加燈具或檯燈，或是以間接照明的方式改善室內光線不均勻的問題。在此，建議可以依照居家空間的不同，來選擇配置光源，兼顧照明及人體舒適度，不過在裝潢或買燈具的時候，要特別注意像是室內要避免大面積的白牆，以及降低檯燈的散射等。以下提供居家空間的燈光營造要訣：

一、客廳或起居間：

　　這兩處是光源需求最複雜，約需5～10盞的光源。最容易被忽略的是，電視後面的光源。因為如果沒有設置照亮牆面光源的話，電視與周遭光線強烈對比，將對視力造成傷害。另外，如果常看報章雜誌，建議也可以在附近增設可調式閱讀燈，要注意的是，光線要盡量柔和，不要和周圍光源差距太大。室內有栽種植物，可考慮採用日光燈，以便植物進行光合作用，既經濟又耐用。

二、餐廳：

　　餐桌上可以考慮設置能調整高低的吊燈，燈罩底部距桌面最好有55～60公分，才能避免燈光過於刺眼。

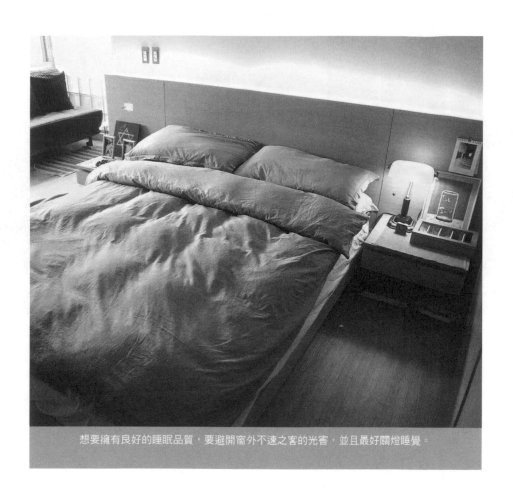

想要擁有良好的睡眠品質，要避開窗外不速之客的光害，並且最好關燈睡覺。

三、廚房：

　　很多人都忽略了流理台上方最好也要裝設光源，往往只在廚房裝一盞大燈，事實上，流理台及櫥櫃上若能再增加光源，在切菜及找東西時就會更方便，也降低刀傷、水燙傷等風險。

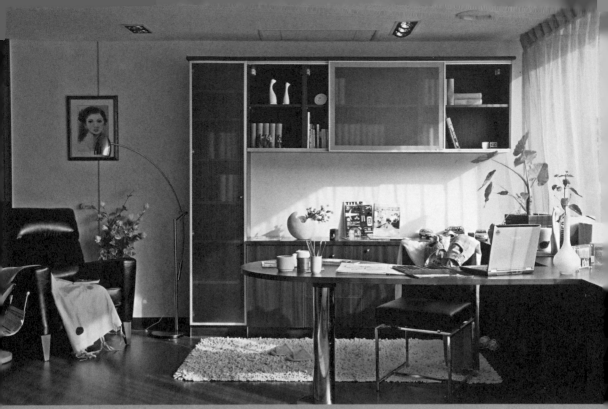

營造自然柔和的室內照明，除了善用自然採光之外，要同時搭配集中性、調和性，以及一般性普照式光源。

四、書房或工作室：

電腦旁最好設可調式夾燈，並且使用螢光燈管，讓燈具可依需要調整角度及亮度，保護視力外，也方便移動。要注意，最亮不見得是最好的，要避免炫光和反射光產生。另外，若要預防眼睛疲勞，除上述提到的集中性光源外，可同時搭配調和性光源或一般性普照式的燈，以這三種層次的光來降低對比，不過別忽略了桌燈的擺設位置，像是慣用右手的話，桌燈就應該放在左邊喔！

五、主臥室：

建議可運用多種燈光，一般性的普照式光源（像是吸頂燈）是必

要的，因為可以滿足整理床舖和打掃的需求。如果你喜歡躺在床上看書，建議增加可調整角度的集中性光源閱讀燈，以保護視力，也方便變換姿勢。若想要營造溫馨浪漫的氣氛，則可適時運用調和性的光源。

六、孩童房：

為了保護孩子還在發展中的視力，建議書桌上可用集中性光源，再加設調和性光源來降低對比。另外，請選擇防漏電、觸電的燈具，以確保孩子的使用安全。

七、長輩房：

有研究發現，60歲左右的人比10歲上下的兒童，需要多7倍光才能看清楚想要看的東西，建議選用可調式的燈具，避免炫光及明暗過度對比。

■結語：提升正面能量，健康有保障

想不到噪音、光線，甚至電氣設備都和我們的身心健康有關吧！所以千萬別輕忽這些生活上的小細節，如果我們可以摒除生活上的負能量，把這些幾乎感受不到的健康殺手從生活中杜絕，那麼相信大家的健康就有一定的保障，生活的品質也可以大幅提升。

你家的結構夠安全嗎？

病屋
警報
4

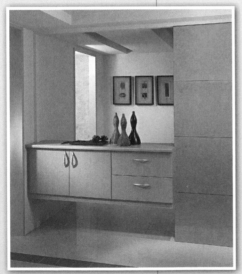

常見的住宅結構迷思

- 老房子出現難免會有磁磚剝落的現象？
- 樑柱輕微裂縫不要緊？
- 高氯離子房子不等於海砂屋？
- 海砂屋可以從肉眼看出來？

■買屋結構虛，讓人身心俱疲

大地震說來就來，在天搖地動間，我們通常只能祈求上天保佑房子沒事、房子不會倒，等地牛不再發脾氣之後，大部分的人終於可以鬆口氣：「呼，感謝老天！」真的是這樣嗎？因為你的信仰比較虔誠，所以房子沒倒，而他家會倒是因為沒有求神庇佑、或是運氣較差嗎？

徐小姐（化名）以440萬元向劉先生（化名）買了一間中古屋，因為房子已經裝潢好了，雖然有點擔心，但因為屋主和仲介都說房子沒問題，而且漏水的問題也已經修復了，所以仍然買了下來；然而當徐小姐住進去後，才發現她買的房子結構嚴重受損，出現了混凝土剝落、鋼筋外露，主臥室與廚房間的共有樑柱開裂等現象，質疑前屋主故意用裝潢隱瞞真相，一怒告向法院，要求前屋主減少價金。最後法院根據房屋結構鑑定報告，判處被告賠償124萬元（結構修復、裝潢拆除、泥作工程、木作工程、水電及油漆工程的全部花費）。

類似這樣因為施工品質不佳、地震所引起的結構不良房子相當多，加上最近房市大旺、處處可見大型工地，還有北高兩市的捷運開挖，這些新建工程都有可能會因為施工瑕疵而造成鄰近的房子出現傾斜、龜裂等情形，造成房子的結構受損。

想知道如何避免買到結構有瑕疵的房子嗎？如果自家的房子出現結構損壞，有沒有辦法可以補救呢？

■不良建商是房子毒瘤

　　地震過後，難免會有悲劇事件發生，不禁讓人感到鼻酸，尤其是921大地震造成5萬多棟的房屋損毀，不是全倒就是半倒，導致2千多人喪生，而之後的幾起地震，仍零星出現房子倒塌的情形。回憶當時新聞畫面傳來屋內的人來不及逃生，而僥倖生還者悲慟萬分，更讓人不禁欷噓與感嘆。然而，當我們為這些悲劇感傷、紛紛出錢出力協助災民的同時，有沒有人認真想過，真的是這些人的命不好嗎？還是他們被人害了？

　　以2006年12月26日的恆春百年地震為例，當時地震的威力不僅台灣，連鄰近的香港、中國都可以感受到，但為何偏偏只有一間家具行倒塌，造成2人死亡的悲劇呢？而在悲劇發生後，大家都忙著哀悼或是提供人道協助，卻沒有人去探究：為什麼同樣的地震，隔壁幾千戶的房子都沒有倒，而家具行卻整棟塌了？也沒有人進一步去追究原因，除了自然因素外，有沒有可能會是建商的責任呢？

　　如果房子倒塌的責任在建商，那麼很有可能該建商是有系統地偷工減

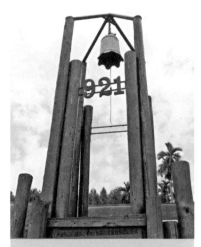

在921大地震之後，許多重建工作積極進行，南投縣受災學校在興建竣工後也豎立紀念碑悼念。

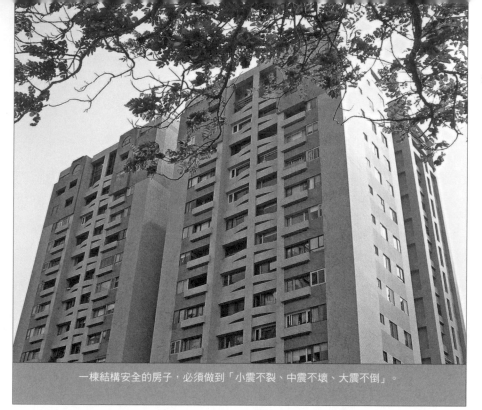

一棟結構安全的房子，必須做到「小震不裂、中震不壞、大震不倒」。

料，因此所興建的幾十棟、幾百棟房子都暗藏著倒塌的危機，這次地震沒有倒，難保下一次地震不會倒，要杜絕下一場地震可能帶來的傷害，政府其實應該對該建商所興建的房子進行全面性的體檢，很可惜的是，並沒有任何政府單位願意出面來做這一件苦差事，而媒體往往忙著追下一則新聞，也無餘力再追根究底。

我如此積極的提倡房屋健檢，就是希望可以帶動整個社會建立「居住安全」的風氣，守護家園應由每個人做起，我不希望看到悲劇發生時，整個社會陷在愁雲慘霧中，大家又出錢又出力，卻沒人檢討建商責任，讓不良建商繼續興建「危樓」，留下潛在的居住風險。

和台灣同屬地震頻仍地區的日本，對於建物結構安全的要求，就比我們來得重視許多。2005年12月日本就曾爆發過這樣的醜聞：原來某一建商偽照了建築物耐震強度的資料，並在興建的過程中偷工減

料。當媒體一報導，立刻震驚全日本，東京警方也在第一時間內就動員了500餘名警力，依涉嫌違反建築基準法，分批前往涉案的建築師事務所、幹部的住宅，以及負責營造的建設公司等相關業者共百餘處，展開同步搜查行動。除此之外，日本國土交通省立刻進行調查並確認，全日本各地共有78起篡改旅館建築物和公寓大樓的結構計算書案例，因為這些偷工減料的建築物在五級地震發生時，恐有倒塌之虞，不得不積極處理，而日本官方及媒體對這類牽涉大眾生命財產安全的重視，相當值得我們學習跟進。

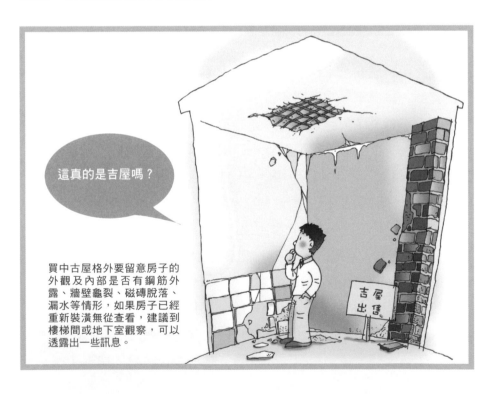

■從外牆看房子結構

　　找一棟堅固保命的房子，結構絕對是最主要的關鍵，然而要看房子的結構安不安全，實在不是一般人可以看得出來的，絕大部分都需要專家的協助，因為很難從經驗或房子外表輕易判斷，再加上許多訊息不正確或是不肖建商、仲介業者的避重就輕，很多買屋者往往會因為專業的不足而吃虧上當，嚴重的話更可能面臨人財兩失的慘劇，因此在談健康住宅時，結構是不能忽略的重要一環。在此，邀請結構技師公會常務理事江世雄先生與我共同為讀者提供一些把關的技巧，幫助你輕易看出房子可能的問題所在，減少買到危樓的風險。

　　事實上，每個人在看房子的時候，一定都會先看房子是不是髒髒的，沒錯，這第一眼的確很重要，而且房子的外表確實可以透露出一些訊息，告訴我們房子的狀況。

結構殺手1　磁磚剝落

可能是結構出現問題，或是施工品質不良的癥兆之一。

　　台灣位處亞熱帶，因此常在房子外觀上加上磁磚來幫助隔熱，而我們也經常可以看到許多的房子磁磚斑斑駁駁的，好像一張大花臉，千萬可別以為只要房子舊了，就難免會有磁磚剝落的現象。事實上，磁磚剝落的房子並不是只有老房子會出現，我也看過許多40幾年的老

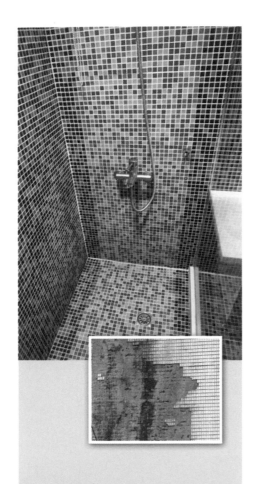

房子內外牆的磁磚剝落，和房子老舊與否沒關係，但和房子的結構、施工品質、後續維護大有關係。

房子不一定會出現磁磚剝落的現象，有些新房子蓋了才幾年，外牆卻也掉得一塌糊塗的。

房子外牆的磁磚剝落，真的和房子老舊沒關係，但和房子的結構可大有關係。因為外牆磁磚剝落的房子通常是在告訴你：

一、要小心！房子的結構可能出現了問題。

二、有可能在施工時天候因素不佳、施工品質不良、或是工人技術不佳所造成。

外牆脫落的原因可大可小，所以當你看到外牆脫落的房子時，一定要心存懷疑。

另外，如果磁磚剝落的原因是因為裂縫所導致的話，就算是在內牆也要特別留意，不只是小磁磚，甚至連大理石都可能掉下來呢！

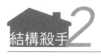

結構殺手 2　水垢、白華、壁癌

暗示結構有問題所產生的漏水現象，或是管路漏水。

外牆的白華，有些人可能不明白那是什麼，事實上就是我們經常會在房子外牆上發現的白色結晶物（是因為滲水導致混凝土內的碳酸鈣被溶解出來），一條條的像是牆壁在流鼻涕，不但影響了外觀，而且當房子外牆出現白華現象時，我們一定要先懷疑：

一、是不是房子結構出現了問題，所以會產生漏水現象導致出現白華。

二、會不會是管路配得不好或是管路不良，造成漏水情況。

除了外牆的白華外，內牆的水垢同樣也是暗示著房子有漏水的跡象，所以房子漏水出現白華或水垢時，不但有結構上的問題需要考量外，而且也有可能滋生黴菌，變成俗稱的壁癌（黴菌的影響在第82頁有說明），深深影響到我們的居住品質和健康。

◎房子漏水的病變有哪些？

| 水垢 | 白華 | 壁癌 |

　　一般說來，牆壁出現了白華或水垢，事實上就是屋子的粉刷層已有漏水的情況，是不是防水沒做好還是結構出了問題，導致雨水入侵，這都是有可能的，並且需要進一步的懷疑。

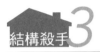

結構殺手3　樑柱及牆面裂痕

裂縫有大有小，有裝飾性也有結構性裂痕，主要以裂痕的位置、寬度、深度及樣式來判定。

　　樑和柱就像是房子的骨架，因此要判斷一個房子的結構安全，樑柱扮演著關鍵的角色。一間結構無虞的房子，其樑柱需要承受得住房子的重量，也就是垂直載重以及受外力（地震力）所引起的載重。如果一間施工規劃沒有問題的房子，在沒有發生地震的情形下，就出現了結構性損壞的話，就表示該房子的結構受到垂直載重的影響。今年（2008年）農曆春節前，發生在中國華南和華中地區的大雪災，由於很多民宅和廠房從沒經歷過如此嚴重的積雪情形，導致房子承受的重量越來越重，超過當初設計的樑柱承載重量，使得有許多房子無預警倒塌。

　　之前，曾有公寓住戶控告頂樓住戶違法加蓋，導致他家的牆面龜裂產生漏水，這也是因為房子的重量增加，進而導致地震力的增加（地震力與建築物的總重量成正比），所以當房子多加了一層就多了一層的重量，這些重量都是當初設計樑柱所能承載重量時未曾考慮過的，因此當然就會超出樑柱的負擔，導致裂縫形成。

如果家裡的房子出現了裂縫，最擔心的應該是會不會忽然就倒塌了？事實上，依照結構技師設計的理念是希望讓房子「小震不裂、中震不壞、大震不倒」，也就是遇到輕微地震時，房子並不會出現裂縫；如果是中度地震的話，雖然樑柱或牆會出現裂縫，但不會產生無法修復的破壞；至於大地震時（超出法規所設定之設計地震力），雖然隔間牆、剪力牆（亦稱耐震壁），甚至樑柱或許可能引發嚴重裂損、巨大的變形，但支撐建築物重量的柱不會被破壞，因此房子還是可以支撐不致立即倒塌，讓屋內的人有逃生的機會。

換句話說，結構良好的房子，就算遇到很大的地震，也不會說塌就塌，因為最初在設計房子的時候，就是希望房子可以塑性變形，不會產生立刻倒塌的危險。我們看到許多倒塌的房子，很有可能在最初的結構設計及施工時就不好，才會造成這麼大的生命財產損失。

辨識訣竅 1 裂縫的位置、方向、寬度很重要

儘管結構良好的房子不會有立即倒塌的危險，但房子出現裂縫，總是會讓人擔心，到底這個裂縫是不是在暗示房子的結構出了問題呢？沒錯，裂縫的確是判斷房子結構的一個重要指標，但並不是所有的裂縫都危險，而是要看裂縫發生的位置、方向和寬度。

● **樑柱裂縫：**

如果裂縫發生在樑的左右兩端，呈45度的裂縫，我們稱為剪力裂

縫，屬於比較嚴重的結構性損壞。如果裂縫靠近樑的中間，但卻從樑底慢慢往上裂開，這稱為彎曲裂縫，也是比較嚴重的損壞。

至於柱子的裂縫，有兩個辨別方式，若是因配筋不足所引起時，通常會在柱子上出現水平或45度的裂縫，但若柱子裂縫呈垂直向的話（沿著鋼筋的走向），則必須懷疑是因為海砂所造成的問題。因為海砂裡頭的氯離子會讓鋼筋生鏽，生鏽的鋼筋會膨脹，所以裂縫會沿著鋼筋的走向慢慢出現。

● **牆面裂縫：**

一般常見的牆面裂縫，大都是隔間牆上的裂縫，一般像是龜殼或蜘蛛網狀的小裂紋，我們稱為龜裂，是因為粉刷層水泥砂漿乾縮引起的關係，和結構無關。另外，像是冷氣口或是窗戶四角的裂縫，還有隔間牆上的細微裂縫，這些是所謂的裝飾性裂縫，不會影響結構安

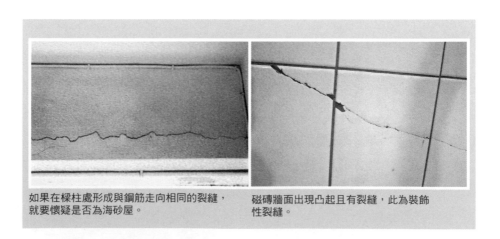

如果在樑柱處形成與鋼筋走向相同的裂縫，就要懷疑是否為海砂屋。

磁磚牆面出現凸起且有裂縫，此為裝飾性裂縫。

全，可以不去理會。比較嚴重的是「剪力牆」，由於剪力牆有特殊的結構作用，所以在建築圖或結構圖上，會特別標示出來。但不見得每棟建案都會有剪力牆，所以在裝潢或敲打時，一定要事先確認是否為剪力牆（厚度超過15公分以上的鋼筋混凝土牆，很有可能就是剪力牆），最正確的作法是調出建管單位原核准的結構圖來查看。但是，如果牆面裂縫呈現規則性，如45度角或垂直走向，而且寬度在0.2公釐以上的話，最好還是請結構技師研判後，盡快加以適當修復或補強，因為這表示房子的結構已經受到了地震力的破壞。

要特別補充的是，我們在裝潢房子時，常會遇到要不要敲牆的抉擇，結構技師是不會贊成隨意把牆敲掉，因為就算只是一般的隔間牆，在地震來臨時，一樣可以吸收一些能量，保護房子不倒。因此如果真的要敲牆的話，一般的半B磚牆（半B磚牆為正常磚塊24公分寬的一半）、或原本已有大面積開窗及開門是可以敲除的；至於剪力牆，因為有結構考量是萬萬敲不得的。

大家都知道，房子出現裂縫，多少代表房子有問題，但這裂縫的背後，正是暗示著「房子的骨肉」，也就是房子的鋼筋與混凝土的好壞。這除了材質本身的問題外，還牽涉許多施工的技巧與建商的良知。

辨識訣竅 2 鋼筋的彎角與續接學問大

首先，我先來談談鋼筋問題。談到鋼筋，大家都知道近幾年鋼筋的價格翻了好幾倍，建築成本也大幅提升，因此一些可以畫出最節省

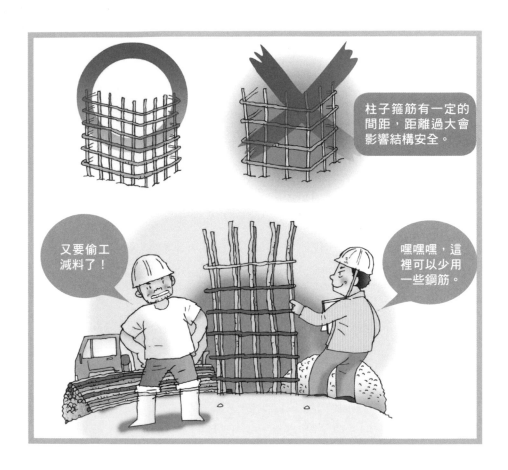

鋼筋藍圖的建築師，變成了建商的最愛，因為他們可以幫建商省下大筆的建築成本。但房子的結構安全與鋼筋多寡息息相關，有些地方的鋼筋可以省，有些地方的鋼筋省了就會出問題。

日本曾有一個以最省鋼筋聞名的建築師被逮捕的案例，因為他所設計的房子在結構上大有問題，把不該省掉鋼筋的地方都省了，所以

現在依照他設計而建造的200多棟房子成了日本政府的燙手山芋，若要改建，需要相當大的成本，若不改建，一旦地震來了，恐怕會造成生命財產的損失。

像這種會「偷」鋼筋的建築師，不是只有日本一個個案，事實上台灣也是。因為鋼筋的成本過高，因此很多建築師為了討好業主和建商，於是就悄悄犧牲了房子的結構安全。

通常，結構技師會依照房子的大小、結構系統配置，以及材料強度等來安排鋼筋支數，我們是看不出來的，不過如果委託專業人員可以利用「鋼筋掃描儀」得知樑柱裡的鋼筋號數與支數，讓偷鋼筋者無所遁形。一般說來，房子的鋼筋配置會以「強柱弱樑」的設計安排，也就是柱的強度必須大於樑，才能避免地震時房屋突然倒塌。不過，若是買預售屋的話，可以請建商提供經建管處核准鋼筋配置圖，然後在興建時，到工地現場看看是否相同，特別是看柱子的箍筋間距會不

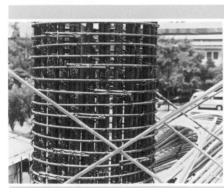

房子的柱子要留意箍筋的間距之外，鋼筋的彎鉤和續接的確實與否也很重要。

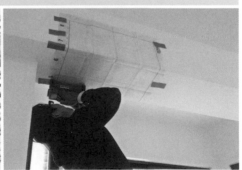

利用「鋼筋掃描儀」，可以了解樑柱鋼筋的多寡。

會過大（這是最容易被偷工減料的地方了）。

除了偷鋼筋的問題外，我們還要留意鋼筋的彎鉤及續接方法。如果箍筋的鉤彎沒有確實做到細筋一端135度、另一端90度的話，很可能地震時，柱子就會因此而斷裂；另外，鋼筋在續接的時候，若採用續接器續接，相鄰鋼筋續接位置一定要錯開至少60公分，而不應該全部的鋼筋都剛好平整的續接，否則很可能會在同一個地方斷裂。

有些人說，他在預售的現場看過建商展示的鋼筋大小，以及施工手法，應該沒有問題吧！事實上，預售屋的展售點所展示的是樣品，這是請很好的工人在合理的時間與環境條件下，特別展示出來的；與工地現場在趕工、氣候不佳及沒人監督時，由土木師傅所做出的成品，有時會有很大的差異，因此不要太過於相信預售屋的現場樣品，最好還是勤勞的跑工地，比較有保障。

辨識訣竅 3　混凝土的強度很重要

混凝土的品質好不好，也是會直接影響房子的結構安全，至於影響混凝土強度的主要因素除了拌入海砂外，灌漿施工時是否偷偷加水、預拌的時間是否過久等，都是很重要的關鍵。

另外，拆模版的速度也會影響混凝土的強度，一個優良建商會在7、14、28天的時候，都要測試混凝土的強度是否合格，以確保房子堅固耐用。通常混凝土的品質好壞，一般人真的很難用肉眼看出來，最多只能看模版拆了後，是否出現蜂窩現象來進一步了解。

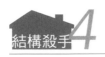

結構殺手*4* 傾斜

有時很難用肉眼或是憑感覺斷定是否傾斜，不過房子傾斜多因附近蓋大樓、建捷運等所引起；此外，地震也會引起房屋的傾斜。

　　房子之所以會傾斜，除了地震之外，其他的主要原因多為隔壁施工（蓋大樓、建捷運）所造成，特別是地下室挖得很深的話，施工時連續壁、擋土樁就會產生側向變位，造成房子的基礎下方土壤流失或鬆動。一般傾斜的房子是否影響結構安全，必須先量房子的傾斜率，如果經鑑定傾斜率超過1/200的話，就得要賠償屋主的損失。

　　傾斜是不容易察覺的，有些人會說，拿顆球放在屋子內，如果球會滾那就是傾斜屋，沒錯，屋內的球如果會滾動的話，的確是傾斜的一種，不過那是指水平方向的傾斜；至於垂直傾斜的話，則幾乎無法

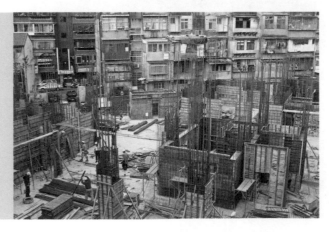

如果住家附近有大型工地或捷運開挖，要特別懷疑是否會買到傾斜屋。

◎海砂屋的中晚期 病變特徵有哪些？

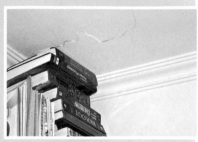

天花板沿著鋼筋走向出現裂痕，經檢測是屬於海砂屋中期症狀。

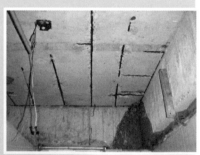

氯離子含量過高會腐蝕鋼筋，使得鋼筋生鏽、膨脹，甚至撐開混凝土，嚴重破壞房子的結構，屬於海砂屋的末期病變。

察覺，需靠專業的鑑定。

你在挑選房子時，可以注意房子的周邊是否有很大的工地正在施工，或是靠近捷運施工沿線，那麼就必須要特別質疑會買到傾斜屋。

結構殺手 5 海砂屋

當房子採用氯離子含量高的海砂，會破壞鋼筋，嚴重影響房子結構，容易造成生命財產損失。

從1994年發現第一棟海砂屋後，在台灣至少有十餘萬戶的新舊房屋都傳出海砂屋症狀，讓買房子的人更是提心吊膽，深怕一個不小心買到了海砂屋，損失就大了。所以一提到海砂屋，大家聽了都毛毛的，知道這樣的房子住不得，但到底什麼是海砂屋呢？又會有怎樣的影響呢？

所謂的海砂屋，指的就是拌合

混凝土所用的砂，是來自海邊且未經過處理的海砂，而非一般常用的河砂。正常混凝土呈弱鹼性，鋼筋在鹼性環境中，外表會產生一層保護膜（Fe_2O_3），使內部的鋼筋不會氧化、鏽蝕。但是海砂含豐富的鹽分（氯離子），混凝土中氯離子含量超過臨界值時，氯離子會與鋼筋產生化學變化，鋼筋受到鏽蝕後，體積會膨脹，使得周邊的混凝土受到張力而裂開。這就是為什麼海砂屋住不得的原因。一棟房子原本有50年的壽命，因為使用未經處理的海砂，其氯離子含量過高就會鏽蝕鋼筋，鋼筋生鏽腐蝕後會膨脹3到4倍，撐開混凝土，而混凝土爆開掉落，破壞了房子結構，房子的壽命當然就大打折扣。

正因為海砂屋含有過多的氯離子，因此海砂屋的真正名字是「高氯離子含量的混凝土建築物」，不過大家還是俗稱為海砂屋，因為多數人並不清楚什麼是高氯離子。

◎海砂屋的鑽心取樣檢測步驟

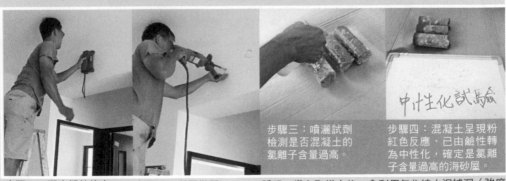

步驟三：噴灑試劑檢測是否混凝土的氯離子含量過高。

步驟四：混凝土呈現粉紅色反應，已由鹼性轉為中性化，確定是氯離子含量過高的海砂屋。

步驟一：選定樑柱沒有配筋的地方。

步驟二：利用儀器鑽心取樣。

說明：鑽心取樣之後，會利用無收縮水泥補洞（強度比混凝土還要好），樑柱的強度不會受到影響。

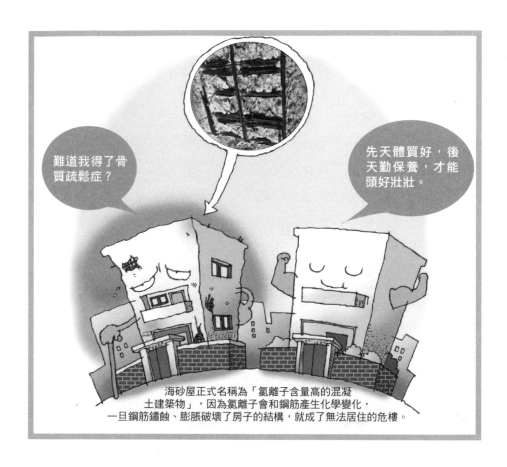

要檢測房子到底是不是海砂屋，目前有兩種方式，一是鑽心取樣後，拿中間的混凝土試體來實驗；二是利用鑽機鑽過粉刷層，取混擬土的粉末做實驗，不過這兩種方式都需要委託專家來代為進行，而且至少要一星期以上的時間。

這兩種鑑定方式都符合國家的標準，但我個人比較建議用鑽心取

樣的方式。因為只有用鑽心取樣的方式，才能真正測量出混凝土的強度，畢竟影響混凝土強度的因素並不是只有海砂，包括灌漿施工時是否確實，以及泥水比例是否拿捏得當等，就算不是海砂屋，也會影響房子的結構安全，否則就會成了豆腐房子。

　　海砂屋到底有多少？真的不知道，也無從推斷起。因為政府並沒有特別將海砂屋作登記，所以就算你的房子是海砂屋，你也可以自由買賣。在房子買賣的過程中，買、賣及仲介三方，沒有一方可以確保房子是不是海砂屋，有時連屋主自己都不曉得，因此保證不會買到海砂屋這樣的說法，建議持保留的態度。

　　另外，沒有經由儀器檢測的話，海砂屋在「發病」前，從肉眼幾乎無法判斷。如果肉眼可看出來的，基本上結構已經出現了狀況，之所以要檢測是不是海砂屋，是要避免因為海砂造成鋼筋的病變膨脹影響到房子結構。如果鋼筋已經膨脹變形了，那麼房子的安全結構已經受到影響，要補救也是要花很大的成本，而且還無法完全「痊癒」。

　　事實上，海砂屋可能比想像中還要多，因為不肖建商興建海砂屋對他們並沒有直接的影響，建商可能抱著下面這三種心態：

一、有可能你不會發現。

二、當你發現時，建商已經把公司收起來了。

三、如果被你發現了，而建商並沒有結束經營，那麼建商可以趁機改建再賺一筆（政府對於海砂屋改建提供了容積獎勵），一點都不吃虧。

◎海砂屋的
補強方法有哪些？

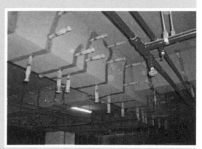

方法一：灌注環氧樹脂修復。

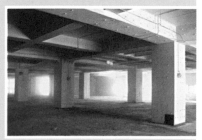

方法二：利用包覆鋼鈑修復。

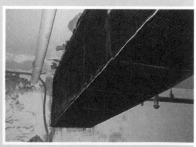

方法三：利用包覆碳纖維修復。

江醫師特效藥

修復裂縫或是補強結構

　　如果你看到房子有裂縫，首先要判斷是否為結構性裂縫，如果是，則可能因為最初的配筋不足或是樑柱的斷面不夠大所導致，那麼就算將裂縫補起來，還是會繼續出現，這時候就應該要進一步補強，例如包覆鋼鈑或是包覆碳纖維才行。

　　如果房子原先的設計及施工並沒有問題，裂縫出現的原因是地震所導致的話，則可以用灌注環氧樹脂的方式來進行修復。因為環氧樹脂的強度比混凝土的強度要強，可以修復裂縫，讓房子恢復原本的強度。

■結語：
　　裂縫不忽略，結構有保障

　　很多人都以為，房子越老舊越

不安全，事實上，老房子如果最初的設計施工沒問題，加上維護得當，像是出現裂縫就隨即修復的話，原則上老房子的結構並不會有問題，那麼多的古蹟不都是「活得」好好的嗎？所以房子的年齡絕對不會是影響房子結構安全的要件之一，倒是裂縫則輕忽不得。裂縫會透露出房子的結構情況，所以如果要買房子，特別是中古屋時一定要非常留心。現在很多中古屋都是投資客重新裝潢過，有些會刻意隱瞞瑕疵屋況，所以購屋時請務必張大眼睛瞧仔細。必要時，可以請專業人員或是結構技師進行檢查。為了幫助讀者挑選優質中古屋，避免被裝潢屋所騙，將請結構技師公會常務理事江世雄先生進一步說明（詳見第189頁）。

◎如何看出「發病」的海砂屋？

　　通常海砂屋出現了肉眼可以看出的特徵時，其結構已經受到了嚴重的影響：

1. 出現壁癌：海砂屋的牆面容易滲水，俗稱壁癌，因此如果發現壁癌不是漏水引起的話，就很可能是海砂屋。
2. 觀察混凝土塊的剝落：由於一般家中都有裝潢，所以不妨觀察大樓的公共設施或地下停車場的混凝土塊剝落情形，來判別是否為海砂屋。
3. 裂縫方向：注意天花板、樑及柱的裂縫，是否與鋼筋的走向相同（樑縫呈水平走向或柱裂縫呈垂直向），如果是的話，就要特別注意。

你家的防火設備夠齊全嗎？

病屋
警報 5

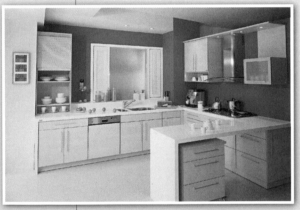

常見的居家防火迷思

● 老房子比較可能會電線走火？

● 增建、違建和火災沒關係？

● 一般家庭用不到滅火器？

● 小偷常常有，火災不一定，
　所以裝鐵窗防偷竊比較重要？

■火災慘劇，身心俱傷

暗夜惡火，總是讓人心驚。依照內政部消防署最新的統計，2007年度全國共發生3,390件火災，共造成120人死亡、398人受傷，財物損失達10億以上，其中又以電氣設備走火的次數最多，達1,123件之多。而火場最大的致命原因在於「逃生無路」，不是因為鐵窗阻隔了求生路，就是加蓋的鐵皮屋造成火勢一發不可收拾。

像在高雄縣路竹鄉發生的火警，就是因為鐵窗阻隔了求生的道路，造成2名學童在窗外喊救，但因為鐵窗阻隔，無法逃出，最後慘遭大火吞噬。而發生在永和民宅的火警，則是因為起火點是加蓋的鐵皮屋，因為材質易燃燒，導致火勢一發不可收拾，最後造成母子3人喪生火窟。

不論你住在哪邊，偶爾總會聽到消防車呼嘯而過，呼天搶地的聲音，聽得讓人膽顫心驚。火災，是大家最不樂見的慘劇之一，然而，每年總是都會發生，而且大多屬於人為的疏失，讓人更加感嘆。

火災最可怕的地方在於它經常發生在一瞬間，而且一發不可收拾，如果是在半夜睡夢中時，所造成的災害就更大了。可惜的是，我們經常忽略了日常可能會引起火災的電器設備，其實不論是插頭、電氣、蠟燭、瓦斯爐等，只要有可能產生火花及高熱的物品，都可能造成火災。當然，我們希望不要有火災的發生，所以想辦法杜絕起火源是最好的辦法，但是如果真的不幸發生火災了，那麼如何滅火和逃生，就成了救命的重要竅門，然而不幸的是，台灣有太多火災的悲

劇，都是因為無法逃生所造成的。

　　一個好的房子設計，要能夠預警和防災，防火的安全也必須要考量，想知道如何預防火災的發生、火災時要如何逃命，以及要如何才能盡量降低火災所造成的生命財產損失，我在這裡為大家提供一些要訣。

火殺手 1 電氣

因為電氣設備使用不當或是缺失，造成觸電傷害或引發火災。

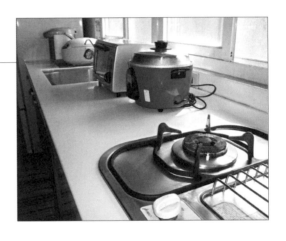

　　根據10年來的統計資料，台灣火災的起火原因包括：「電氣設備」、「菸蒂」、「人為縱火」、「爐火烹調」、「原因不明」等20項，扣除因燒雜草垃圾所引起的火災外，「電氣設備」所造成的火災占了17.4％，列為第一，可見電氣設備與居家防火有相當直接的關係。

　　電氣出狀況，最可怕的應該就是電線走火了。通常會發生電線走火的原因在於用電量過高，或是電線的絕緣體受破壞了。老房子因為住過的人多，特別是租來的房子，多半進住的人都會依照自己的需求改變線路，因此房子的電線線路就變得相當混亂，也會有配電系統

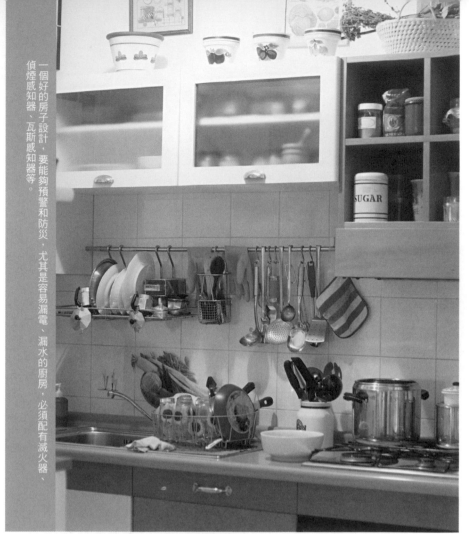

一個好的房子設計，要能夠預警和防災，尤其是容易漏電、漏水的廚房，必須配有滅火器、偵煙感知器、瓦斯感知器等。

不足的狀況，需要重新再拉電線，這時候如果管線外面沒有再加裝硬管，很容易被破壞，如老鼠咬壞，造成走火。

　　還有一種情況是，如果找到的是不合格的水電工施工且手法粗糙的話，常看見他們遇到一條電線不夠長時，並不會重新再拉一條，而是用接線的方式，用絕緣膠布纏一纏而已，這樣的作法相當危險，因為絕緣膠布雖然不導電，但卻也不耐熱，所以一旦有電線走火的情形，就會引起火苗，導致悲劇發生。

家是最安全的地方，也是最危險的地方；尤是在廚房中的電氣用品很多，因此爐火未關、漏電或電線走火、瓦斯氣爆等事件時有所聞，更不用談居家空氣之中還有甲醛等有毒氣體。

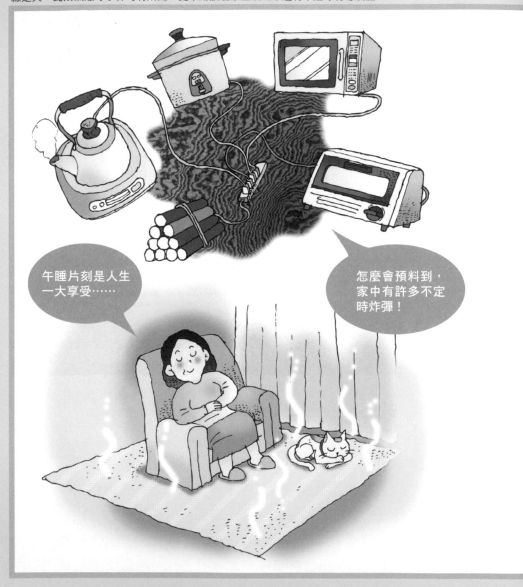

另外，用電量過高、經常跳電也很容易引起火災，通常用電量過高的區域會發生在廚房，因為廚房裡頭的電氣設備相當多，然而一般居家規劃電力時，並不會特別提高廚房的用電量，但若我們同時使用了電鍋、微波爐、熱水瓶、烤箱加上烘碗機之後，就很容易造成跳電，這也是相當容易引起火災的因素之一。

電氣除了可能引起火災外，漏電也是會要人命的。以我朋友家為例，他要求外傭每天晚上都要拔掉熱水瓶的插頭，以節省整晚的電費，但是有一天晚上他發現外傭沒有拔掉插頭，他覺得很奇怪，正想要找外傭來問時，老婆趕緊跟他說，你別怪她，因為和她一同來台工作的朋友，昨天在雇主家中被電死了，所以她對插頭有恐懼感。

事實上，電器一旦漏電，使用的人就會不小心觸電，小則受傷，嚴重的話當然就會喪命。最好的方法就是在電氣設備上裝設漏電遮斷器，一旦有漏電情形，馬上就可以自動斷電，不會讓使用的人有觸電的危險。

要如何避免因為電氣設備而造成走火或漏電的情形呢？其實方法很簡單，全看你有沒有心好好改善家中的配電設備！

江醫師特效藥 1 找合格電匠檢查施工

居家配電或是檢測，一定要找合格的電匠，請他們檢查家裡的電流負擔會不會太大、有沒有漏電、或是接地線（將電流導通到地面，保障使用者安全）是否正常等情形。

江醫師特效藥 2 　選用防焰、防煙、抗高溫的電線材料

在裝潢或是配電的時候，要求使用可防火、抗高溫、低煙霧的高級電線材料，雖然這樣的電線會比較貴一點，但是和裝潢費相比，其實只是小錢，千萬省不得，因為便宜的線材燃點低，很有可能在溫度70度左右就會開始燃燒，而且會產生很多煙霧，不但容易引起火災，其所產生的煙霧也會造成逃生時的障礙。

江醫師特效藥 3 　提高廚房的配電量

前面提到過，廚房的用電量比家裡其他空間還要大許多，因此迴路設計最好可以提高到40安培，比一般室內所用的20安培迴路高上一倍，才不會因為一時用電量過高而跳電了。

江醫師特效藥 4 　漏電遮斷器省不得

為了避免漏電的傷害，最好在有高觸電風險的地方，如廚房、露台、浴室等處裝設漏電遮斷器，降低觸電的可能性。不過，建商通常不會按照真的需求

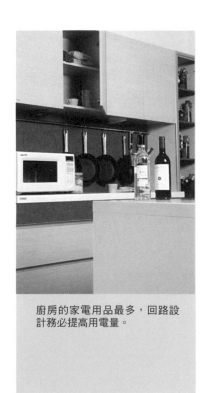

廚房的家電用品最多，回路設計務必提高用電量。

怕遭小偷的心結，遠勝於火災，於是家家戶戶加裝鐵窗。然而一旦發生火災，消防隊員最傷神的是如何突破重重障礙去營救災民，並且在最短的時間將火勢撲滅。

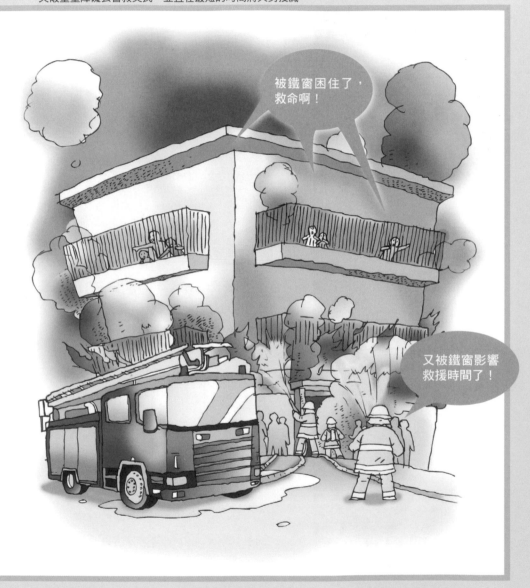

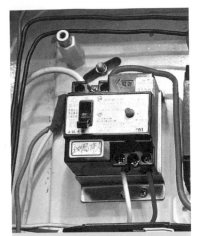

電箱中的漏電遮斷器。

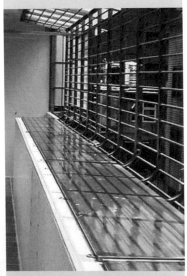

在台灣，鐵窗文化是一個獨特的景觀，切記要預留逃生的活路。

裝設，常常好幾個迴路才用上一個遮斷器，事實上，一個房子有幾個容易漏電的迴路系統（浴室、廚房、陽台），就應該在電源總開關處裝設幾個漏電遮斷器，否則等於白裝了。漏電遮斷器一個沒有多少錢，消費者一定要懂得爭取。

火殺手 2 鐵窗

常見安裝在陽台或窗戶外，主要的目的是防止小偷入侵，但卻會阻斷逃生路，嚴重將導致生命財產喪失。

因為鐵窗阻斷逃生之路，在火災時所造成的生命財產損失，至今恐怕數都數不清了，但是台灣的鐵窗風氣還是相當盛行！我在此呼籲：遭十次小偷，也沒有一次火災來的損失慘重，所以如果想要裝鐵窗防小偷，施工時千萬不要將前後陽台或窗戶等整個封死，務必預留逃生的活路。

火災發生之後，最怕無處可逃，最後被活活嗆死或燒死，這是相當可悲的。然而鐵窗就是其中最可能隔絕逃生和救援的死亡之籠，千萬不要阿Q的想說：應該沒那麼倒楣會發生火災吧！因為，當房子裝上了鐵窗，不但裡頭的人逃不出去，外面的人也無法進入屋內救援，而要破壞鐵窗往往也要花上好長一段時間，常常讓救援的黃金時間白白溜走。

還有台灣流行的增建和違建，同樣也會阻礙逃生，所以買屋、租屋的同時，最好可以看清楚是否有違建、增建等阻礙逃生的情形。

在火災逃生通道設施上，我們應該好好的效法日本。因為在消防逃生通道的規劃上，日本政府做得相當徹底，不但屋子內牆會標示逃生路線，屋子外面也會有三角形的標示，告訴救火人員應該要從哪個方向、打破哪面窗入內救人。反觀在台灣，發生火災時，屋內的人可能盲目逃竄，消防隊員也不知要從哪邊進去救援，耽誤了相當多寶貴的救人時間。

最後要提醒的是，火災的預防及逃生一樣重要，如果在火勢還沒變成大火就即時消滅的話，同樣也可以讓災害降到最低。

江醫師特效藥 1　加裝偵煙感知器

因為火災是致命的傷害，而且常常一次奪取數條人命，對於火災一定要做適當的防護。火災警報器就是一個重要的設備。警報器又分為偵煙、偵焰，以及溫度感知器。

　　根據消防法規的規定，新大樓必須加裝偵煙感知器、溫度感知器、還有自動灑水器，像偵煙感知器可以在出現煙霧時，發出警報預警，讓你可以及時滅火或是逃生；而溫度感知器則是當室內出現異常高溫時，會出現警報聲，告訴你可能出現火苗，要趕緊逃生；至於自動灑水器則是當有火災警報時，會自動噴灑水柱，達到滅火的功效。不過，這些設備老公寓並沒有，因此建議住在公寓的讀者，一定要自行安裝偵煙感知器，因為偵煙感知器比溫度感知器更能提早警報，藉此防範家中火警。

　　選擇偵煙感知器或溫度感知器時，最好選擇同時使用電線和電池裝置的，這樣就算斷電的時候，這些救人的東西才能發揮應有的功效。至於偵煙感知器要裝在哪裡呢？最好每個房間都有，但若真的預算有限，至少廚房的外面或緊臨廚房的後陽台，以及家中有車庫的

◎應該裝哪些火災警示器？

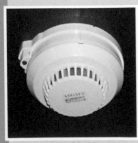
偵煙感知器

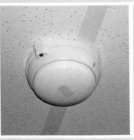
溫度感知器

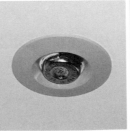
自動灑水頭

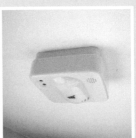
瓦斯感知器

話，最好都要安裝，但就是不能裝在屋角，否則不容易偵測到煙霧！

在廚房裡頭裝偵煙感知器的話，以台灣的炒菜方式，偵煙感知器可能三天兩頭都會發出警報聲，所以不宜裝設在廚房內，但是要離廚房很近，因為廚房是火災發生的高危險空間。另外，建議廚房務必加裝瓦斯感知器，但不可裝在牆角。

江醫師特效藥 2　家中常備滅火器

除了提早感知到火災的發生外，家中一定要備有滅火器。千萬不要以為只有在公共場所需要滅火器，事實上，每個家庭至少都應該有一具做為基本配備。誠如大家所知，滅火器放在廚房正因為這裡是家裡失火的一個主要火源。不過如果可以的話，我會建議在廚房、臥室和門口各安置一具滅火器。如此一來，才能隨時應急與為自己爭取逃生時間，因為如果臥室失火了，就可以在門口拿起滅火器救火，而不用深入火場，只是為了要拿滅火器，這樣就太危險了。

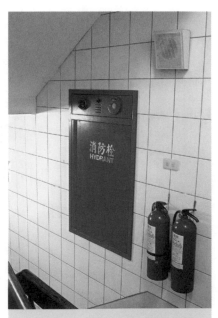

大樓中的消防設施，務必定期查看是否可正常使用。

江醫師特效藥 3　裝潢選擇防火建材

在火災時沒有防火功能的裝潢，可能會引起更大的火或是煙霧，所以一定要慎選具有防火功能的窗簾、地板、地毯甚至門板，如此一來，這些裝潢才能夠阻隔或延緩燃燒的速度，讓你更有機會逃生。

江醫師特效藥 4　裝潢前後請消防技師檢查

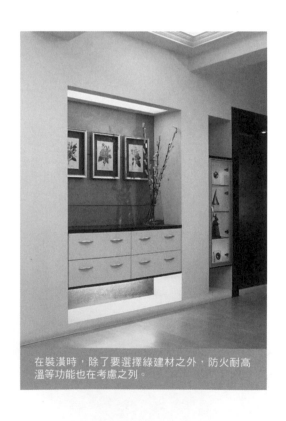

在裝潢時，除了要選擇綠建材之外，防火耐高溫等功能也在考慮之列。

依照目前的消防法規規定，如果沒有通過消防測試的房子，是沒辦法取得使用執照，因此大多數新房子的消防設備都沒有問題，但最怕就是裝潢變動後，會破壞原本的消防設計，建議最好可以委請消防技師測試，以確保家中的消防系統安全。較舊的房子消防設備是否功能完善就需詳加檢查，不過也曾經發現大樓中的消防栓裡面，竟然沒有接水管的荒唐怪事。

　　表7為新大樓消防檢修項目表（包含住家及公共空間），建議可以參考此表，查看大樓裡的消防設備是否健全。

（表7）防火檢修項目表		
□滅火器	□室內消防栓設備	□室外消防栓設備
□自動灑水設備	□水霧滅火設備	□乾粉滅火設備
□火警自動警報設備	□瓦斯漏氣火警自動警報設備	□緊急廣播設備
□標示設備	□避難器具	□緊急照明設備
□連結送水管	□消防專用蓄水池	□排煙設備
□無線電通信輔助設備	□緊急電源插座	□其他

說明：二氧化碳滅火設備、海龍滅火設備、泡沫滅火設備等，屬於特殊用途的滅火設備，例如大樓中有柴油機組等機械設備等就會需要。

■結語：火災預防有準備，生命財產有保障

　　對於居家安全來說，火災的防範是首要目標，因為不但發生機率高，而且往往會造成立即且巨大的傷害。好在，火災的發生與否，及其傷亡的大小大，都是人為因素所決定，因此我相信只要做好事前的預防，例如妥善配電及逃生消防設備的準備，以及適度撤除鐵窗等，一旦不幸發生火災，也能為自己和家人爭取最多的逃生機會。

你家的地板夠止滑嗎？

病屋警報 6

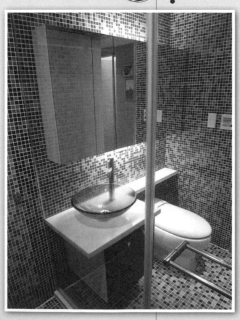

常見的居家防滑迷思

● 地板有水才會造成滑倒？

● 不是老人或小孩，滑倒比較沒關係？

● 會滑倒是因為自己太倒楣或不小心？

● 摸起來不滑的地板就行了？

■滑倒死亡率遠高於大腸癌

在濕滑的地磚上差點滑倒的經驗，每個人都曾有過，我也相信有些人已經領教過滑倒的威力和震撼，如果你沒受傷或是僅受小傷，真的要算你運氣好！醫療界一直相當重視滑倒這個議題，事實上，每年因為老人、兒童跌倒事件，已經是國家相當大的醫療負擔，而且一個人倘若因為跌倒摔斷腿而終身臥床的話，死亡率其實遠高於大腸癌，所以在談居家安全時，滑倒是一個絕對不容小覷的問題。

3歲的豪豪（化名）是宜蘭安養院年紀最小的植物人，小小年紀卻躺在床上一動也不能動，讓護理人員很心疼。豪豪年紀這麼小，應該正是活潑可愛的年紀，到底遭逢了怎樣的厄運，才讓他成為如此令人心疼的孩子呢？原來豪豪不小心在浴室滑了一跤，造成顱內出血，頭部受到重創，至今還留下大大的傷疤。據統計，國內有65%的兒童意外，都是在家裡發生，其中跌倒或是從高處摔落，更是兒童意外的第一名。

除了兒童外，老骨頭也禁不起跌。曾有一位老人住在老人公寓中，某天半夜起床上廁所時跌倒爬不起來，直到天亮，鄰床室友察覺老友的床位空著，這才發現老人躺在冰冷的地上過了一夜。據統計，在家中跌倒而住院的老人，全台每年都有46萬人。

依據美國兒童協會與國家安全協會的調查報告，美國平均每年有312萬人於家庭意外滑倒而受傷，約1萬人死於滑倒意外事故。而根據日

本官方所發表的人口動態統計資料報告亦指出，日本每年在家中滑倒而受傷的人數約為100萬人，而絆倒、滑倒的死亡人數一年有737人，其中以65歲以上老人占多數。至於台灣，根據行政院衛生署統計資料，每年約336萬人因滑倒而受傷，其中更有335人死亡。

　　如果你認為運動神經好、平衡感佳的人就不會滑倒的話，那你就大錯特錯了。曾有一位國家級的滑冰選手，因為在浴室滑倒而腦內出血死亡，滑冰選手的運動和平衡神經應該好到沒話說了，但是像他們這樣靈活的人都有可能因為滑倒喪命，更何況一般人！

　　有些人可能會說，滑倒應該是不小心或是倒楣吧！真的是這樣嗎？其實會在家中滑倒，絕大多數原因都是設計不良所導致的。到底家裡哪些設備會讓人防不勝防？想知道到底如何預防滑倒嗎？讓我來為大家說明。

 摔跤殺手1　拋光石英磚等不良廚浴地板設計

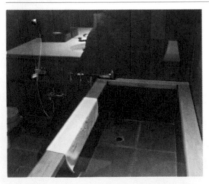

地板會不會太滑，不是用看的、也不是用摸的，更和水沒有關係。一些中看不中用的拋光地磚等，容易讓人滑倒造成傷害。

　　一般居家最常見的滑倒地點，就是浴室和浴缸。特別要提醒大家的是，台灣的浴缸幾乎都沒有止滑

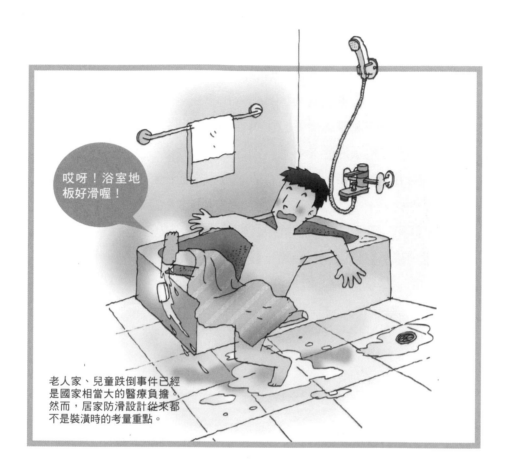

力，但卻有很多人喜歡站在浴缸裡面沖澡，這是很可怕的一件事，因為當不能止滑的浴缸加上了超滑的肥皂水，就會讓滑倒的機率大大提升。

　　但是，防滑與否從來都不是屋主裝潢時的考量重點。我們常看到一些豪華裝潢，在浴室花了上百萬的經費，但地板的止滑係數卻沒有達到安全標準0.5ST，這在我看來簡直是要漂亮不要命。要知道在浴室跌倒，很有可能會造成很嚴重的傷害。

2007年我有一個患有多囊腎的病人（所謂的多囊腎是一種遺傳病，病人的腎及肝臟會產生無數的水泡，觸診時在腹部及側腰部可以摸到很大的腫塊，這些腫塊會逐漸壓迫腹內器官，進而引起腹部腫脹感及食慾減退，最後會導致尿毒症），有一天她不小心在家裡浴室跌了一下，當時只是撞到浴缸的邊緣，因為沒有很嚴重，她並不以為意，沒想到隔天就在家裡休克了。送到醫院時，發現她出現敗血症症狀，當我追查原因後發現，原來她跌跤的時候，把多囊腎的囊泡撞破了，於是引發感染造成敗血症，甚至引起急性腎衰竭，最後還好撿回了一命。雖然她一直強調家裡的浴室地板不滑，但是當專業人員去她家檢查時，發現她家地板的止滑係數只有0.3 ST，根據美國的ASTM地坪摩擦係數的標準來看（表8），那實在是屬於非常危險的等級。

（表8）美國ASTM地坪摩擦係數評估安全與危險等級

地坪摩擦係數	評估安全等級
0.6以上	非常安全
0.50～0.59	很安全
0.40～0.59	危險
0.35～0.39	非常危險
0.00～0.34	極度危險

（表9）美國ASTM地坪石材狀態的危險指數

地坪石材使用狀態	摩擦係數	評估等級
地坪乾燥時	0.55～0.75	很安全～非常安全
地坪潮濕時	0.35～0.45	危險～非常危險
地坪清潔或淋浴時（含使用清潔劑）	0.22～0.34	極度危險

　　從美國ASTM地坪石材狀態的危險指數（表9）可以看出，一旦地坪潮濕或是使用清潔劑時，原本的止滑效果就會大打折扣，提高滑倒的可能性。

　　除了浴室外，現在很多豪宅流行用大理石鋪客廳，但為了美觀，大理石會再經過晶面處理，這樣大理石地板雖然很亮，但卻會變得很滑，加上大理石的材質相當堅硬，一旦不小心滑倒，就會造成很大的傷害。另外，傳統公寓常見的磨石子地板也有相同的問題。

　　要知道，地板會不會太滑，不是用摸的、也不是用看的，更和水沒有關係。很多人都有個誤解，認為磁磚是因為有水，才會讓人滑倒，沒錯，水會讓人更容易滑倒，但是止滑係數不夠的地板，還是會讓人滑倒的，這一點一定要特別小心。坊間有些號稱有止滑效果的磁磚，其實根本沒有止滑的效果，但卻隨便說自己具有止滑效果，讓使用者掉以輕心，實在相當危險。

江醫師特效藥 1
選擇通過美國ASTM
標準的地板

　　要想安心的在家中行走，就是選擇地板磁磚或木製地板時，記得要選擇達美國ASTM標準0.5以上的產

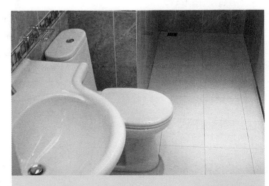

地板磁磚已經可做到防滑的功能，如果還是不放心，可以考慮使用止滑液或防滑條，來提高地板的摩擦係數。

品才行（只要越高於這係數就越安全），否則就算摸起來不滑，實際當你行走時，還是有可能讓你跌個大跤。如果地板建材沒有列出止滑度，可請專業人員以摩擦力檢測儀做檢測。

江醫師特效藥 2
使用止滑液或是防滑條

如果不想要換掉家中地板，也可以考慮用止滑液或防滑條來提高地板的摩擦係數，請注意止滑液的壽命大約是3到5年。如果是請專人施工，大約每坪1,200元，或者要自己DIY也是可以的，參見產品使用說明施工，應該不難。但若是使用防滑條的話，則要留意脫落的可能性。要特別提醒的是，千萬別忘了浴缸，如果不能選擇止滑浴缸，最起碼也要在浴缸裡頭鋪設止滑墊，降低滑倒的可能性。記得施工後，再以摩擦力檢測儀確定止滑度已改善。

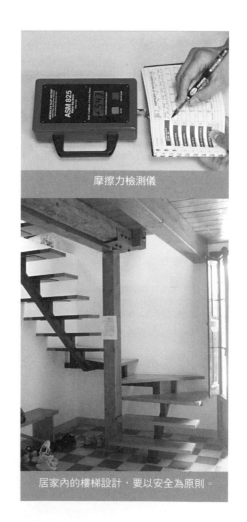

摩擦力檢測儀

居家內的樓梯設計，要以安全為原則。

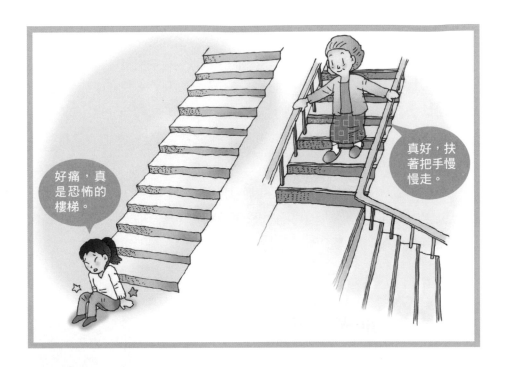

摔跤殺手2 **樓梯設計不良**

樓梯的階梯過高或過低、階梯數量過多、未加裝扶手、缺乏標示與止滑效果等，相當不便於行走且容易讓人滑倒。

　　除了浴室外，樓梯也非常容易造成嚴重摔傷。以前有所謂「一條龍」設計的樓梯，也就是樓梯直直一條，從一樓、二樓、三樓一直接上去的那種樓梯完全沒有轉折的設計，是相當危險的，如果不小心從三樓跌下來，就會直接跌到一樓，造成的傷害會很大，因為摔下樓時

會有重力加速度，所以很有可能連脖子都跌斷了。

　　所以合理的樓梯設計，應該要有適當的轉折，最好一層樓設計兩個轉折。樓板也要有適當的止滑和易於辨識的設計，例如常見的金屬製防滑條，讓人可以一眼看到樓板的差距，更可以避免上下樓的滑倒意外。另外，樓梯左右兩側都裝設扶手，這樣倘若踏空了，還有扶手可以抓住，避免跌落。

　　現在辦公大樓的設計也常將電梯出入口設在二樓，一則請低樓層的上班族走樓梯健身，二則可節省電源損耗；也有些住戶大廈，將電梯出入口設在一樓和二樓之間，也是考量上述的優點。

摔跤殺手 2　地板高低差

區隔不同的使用空間而設計的地板高低差距如果過小，容易讓人不小心絆倒。

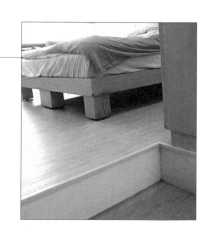

　　不知你有沒有這樣的經驗，到朋友家做客，走著走著，卻忽然踢到台階差點跌倒。並不是你走路不看路，事實上這樣的情形很常見，因為在裝潢時為了區隔不同的使用空間或風水考量，常會有這樣的設計，但如果地板間的高低差小於一個台階，很容易讓人忽略而被絆倒，造成更多居家跌倒的意外。其實，為區隔不同空間，在裝潢上有很多變通的手法，

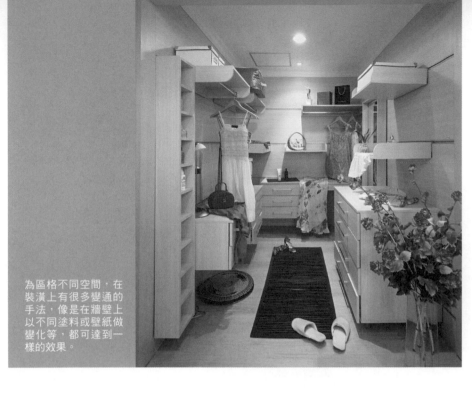

為區格不同空間，在裝潢上有很多變通的手法，像是在牆壁上以不同塗料或壁紙做變化等，都可達到一樣的效果。

像是在牆壁上以不同塗料或壁紙做變化、地板以不同的花色或材質做設計等，都可達到一樣的效果。

另外，有人家中裝潢為求步步高升的風水格局，而在主臥室及起居間等有不同的地板層次，但因地板木色全部相同，也沒有在層板有落差時加裝防滑條，這時候安全很容易被忽視，也提醒大家留意。

■結語：地板選擇多費心，大人小孩少摔跤

畢竟滑倒或是高處跌落的發生機率相當高，而如果一旦摔出毛病，可能就是終生的遺憾了，可惜我們每天行走的樓梯、地板，這些小細節大家非常容易疏忽，實在是相當令人惋惜。希望經過這一章節的介紹，可以提醒大家對於居家滑倒的重視，給大人及孩子一個無「滑」空間、自在行走。

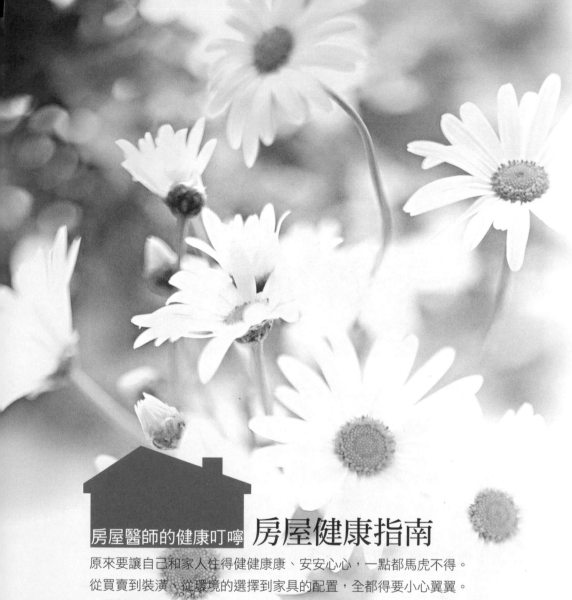

房屋醫師的健康叮嚀 房屋健康指南

原來要讓自己和家人住得健健康康、安安心心，一點都馬虎不得。

從買賣到裝潢、從環境的選擇到家具的配置，全都得要小心翼翼。

● 想要破解隱藏家中的大小地雷嗎？

● 想要避免裝潢增加的健康風險嗎？

● 想要確保買到堅固又強壯的房子嗎？

請牢記房屋醫師的叮嚀，好好寶貝你的房子、寶貝全家人的身子！

打造健康好宅的訣竅

美國胸腔醫學會指出，新屋較舊屋增加45%的肺病罹患機率，因為比較容易吸入剛裝修好的牆壁、天花板等建材逸散出來的有毒氣體，如甲醛、揮發性有機化合物等，讓人產生呼吸氣管方面的問題。

如果房子剛裝潢好或是鄰居正在裝修中，千萬不要忽視身體所發出來的警訊。像是短期間睡不好，早上也不想起床，常覺得疲勞、倦怠、焦躁、易怒、口乾舌燥、眼睛乾澀、輕微頭痛、喉嚨癢想咳嗽、常流鼻水等，或是長期精神不佳，或是消化器官、循環和免疫系統、自律及末梢等神經障礙，以及有過敏性皮膚炎、持續性腹瀉、咳嗽或亢進、心悸等過敏症狀；這些都是世界衛生組織（WHO）所警告的「病屋症候群」症狀。

因此，要怎麼選擇裝潢建材，才不會出現「病屋症候群」的症狀呢？採用環保接著劑、超低游離甲醛（HCHO）無毒材料，以及無揮發性有機化合物（VOCs Free）塗料的健康綠建材，是你必須即知即行的自我保護行動，以確保你和家人的健康。

■如何選擇好木材？

政府已經委託民間機構所定義的「健康綠建材」評定基準，主要是針對建材所逸散之有機化合物進行定性定量的評估，目前以限制

室內空氣中揮發性有機化合物逸散速率及甲醛逸散速率兩項指標來評估，受理廠商申請的綠建材有地板、天花板、塗料，以及門窗等（見表10）。

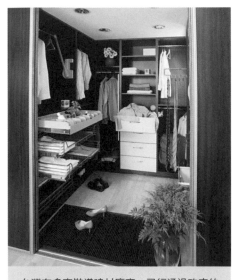

台灣有多家裝潢建材廠商，已經通過政府的綠建材標章了。

在此，提供台灣和日本的綠建材等級記號讓大家有初步的概念（見表11），以便在裝修前與室內設計師或木工師傅做溝通。要特別提的是，日本於2003年規定室內用合板甲醛含量在 0.3ppm 以下，不限制使用面積，但是高於 0.5ppm 以上，就會限制使用面積。中國則從2002年起已經公告室內用合板甲醛含量不可高於 1.5ppm，不過台灣目前尚無強制規定。

（表10）台灣受理申請評定健康綠建材的項目

地板類	地毯、PVC地磚、木質地板、架高地板
牆壁類	合板、夾板、纖維板、石膏板、壁紙、防音材
天花板	礦纖天花板、玻纖天花板、夾板
填縫劑與油灰類	矽利康、環氧樹脂
塗料類	油漆等各式水性、油性粉刷塗料
接著（合）劑	油氈、合成纖維、聚氯乙烯
門窗類	木製門窗（單一均質材料）

（表11）台灣健康綠建材評定基準表

甲醛（HCHO）		
材料類別	性能水準（逸散效率）	說明
木質板類、塗料類	<0.08 mg／m²·Hr	建材樣本置於環控箱中檢測建材逸散量，量測甲醛濃度達穩定狀態時之逸散率。
總揮發性有機物質（TVOC）		
材料類別	性能水準（逸散效率）	說明
木質板類、塗料類	<0.19 mg／m²·hr	建材樣本置於環控箱中檢測逸散量，量測總揮發性有機物質（TVOC）濃度達穩定狀態時之逸散率。

資料來源：財團法人台灣建築中心

（表12）台灣與日本的綠建材等級記號（以建材為例）

台灣規格CNS 11818		日本現行規格			
等級記號	ppm換算	等級記號	水中濃度之甲醛釋放量基準值		室內裝潢使用限制
			平均值	最大值	
F1		F☆☆☆☆	0.3mg/L	0.4mg/L	使用面積無限制
F2	0.2ppm	F☆☆☆	0.5mg/L	0.7mg/L	地板面積的2倍為上限
F3	2ppm	F☆☆	1.5mg/L	2.1mg/L	地板面積的3倍為上限
	4ppm	F☆	5.0mg/L	7.0mg/L	

說明：台灣的綠建材等級以F1最佳，日本則以「☆」越多為越好。

■如何選擇油漆？

　　油漆種類相當多，水泥漆、乳膠漆等常讓人無從選起，事實上，建議最好選擇乳膠漆，因為它是以樹脂為原料，並用水當分散介質的

塗料，是比較不會污染環境、安全毒性較低、無火災危險、施工方便、且透氣性較高，所以比較符合健康房屋的需求。

■ 如何選擇淨水器？

坊間淨水器的產品真是五花八門，從逆滲透到電解水、能量水、離子水等，各家廠商都有套說詞，當然都是說自家淨水效果最好、功效最佳、或是具有神奇療效，甚至有人還宣稱可以把水分子變小，讓它更容易被人體吸收，這更是令我匪夷所思。事實上，水分子會不會被人體吸收，是由細胞的aquaporin，也就是所謂的「水通道」來決定，aquaporin由蛋白質所組成，它受細胞管控大小，決定是否讓水進入，而不是由水分子來決定。

要論淨水成效，建議選擇逆滲透的濾水設備，是目前最成熟、效率較高，而且成本相對較低的淨水器，一般家庭都可以負擔的起，最重要的是可以把水過濾得最為乾淨。之所以如此建議，是因為藥廠製作點滴注射液、洗腎中心製作洗腎的超純水、晶圓廠要用的純水，以及海水淡化等，都是用逆滲透的系統。

有些人會擔心，認為逆滲透把水變成了純水，沒有了礦物質對身體來說是不好的，這其實是似是而非的說法。因為我們飲用2公升的礦泉水，其實裡頭總礦物質的含量並沒有一滴牛奶來得多，身在台灣的我們，根本不用擔心自己的礦物質和重金屬太少，事實上反倒應該要擔心的是──重金屬和礦物質的含量在體內可能過多了！

　　不過，一般市售的逆滲透機大都用含橡皮球的鋼桶來儲存過濾好的純水，而橡皮球又含有一些塑化劑來污染了這些水，而將這些不含氯的純水存放在鋼桶中也會長菌，因此如果用了儲水鋼桶，則需要在最後再加一道紫外線燈來殺菌是較安心的作法。最好是用重力方式來引水，而不要用含橡皮球的鋼桶。

■如何選擇防滑地板？

　　為了居家的安全，地板的選擇除了耐用、美觀外，防滑更是重要的關鍵之一，尤其，一些平常可能不感覺到滑的地板，有可能被潑到水或油之後，就變得殺傷力極大。在《建築學報》中，台南女子技術學院室內設計系講師陳嘉基發表「室內常用地坪材料止滑度之研究」，將各種常用地板材質的滑倒危險指數（見表13）整理得相當清楚，一併提供讀者參考。

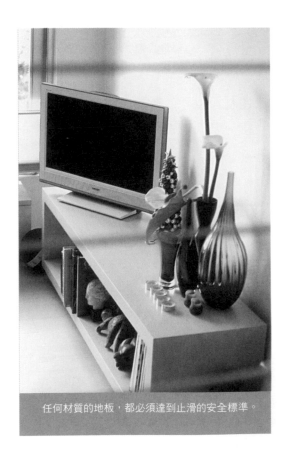
任何材質的地板，都必須達到止滑的安全標準。

（表13）地坪材料滑倒危險指數

評估等級	極危險範圍	危險範圍	安全範圍	極安全範圍
材料 附著物	極滑材料 （BPN值≦10）	易滑材料 （10＜BPN值≦20）	易滑材料 （20＜BPN值≦30）	不滑材料 （30＜BPN值）
附著水	止滑釉面磚	磨光面大理石 磨光面花崗石 光滑釉面磚 砂質釉面磚石英磚	馬賽克 木地板 塑膠地磚	燒烤面花崗石 無蠟磨石子地磚 PU地坪 止滑橡膠毯
附著肥皂水	止滑釉面磚 砂質釉面磚 止滑釉面磚	磨光面大理石 磨光面花崗石 石英磚 止滑石英磚 上蠟磨石子地磚	馬賽克 塑膠地磚 PU地板	燒烤面花崗石 無蠟磨石子地磚 止滑橡膠毯
附著油	磨光面大理石 磨光面花崗石 光滑釉面磚 砂質釉面磚 止滑釉面磚 石英磚 上蠟磨石子地磚	燒烤面花崗石 止滑石英磚馬賽克	止滑橡膠毯	

說明(1)：BPN值為評估止滑度指標之數值，數值越小，止滑度越不佳。

說明(2)：當每平方公尺的地坪附著水、肥皂水、油為25cc時，止滑度成穩定狀態。

資料來源：中華民國建築學會《建築學報》第28期「室內常用地坪材料止滑度之研究」，陳嘉基等。

挑選「強壯」中古屋有撇步

台灣省結構技師公會理事長　江世雄

　　大部分人買房子多考慮房子的年齡，事實上，站在結構技師的立場來看，年齡並不是一間房子是不是結構無虞的關鍵，倒是房子是否有好的施工品質及維護才是重點。以下將提供挑選中古屋時，應該注意的地方：

■買中古屋要注意什麼事？

一、審視房子的結構系統：

　　建築的結構系統，簡單而言就是樑、柱、樓板及剪力牆之平面配置及組合。最新的趨勢還包括了隔震或制震系統。良好的結構系統就像是一個人擁有良好的骨架、身材比例、天生的運動好手等，可以比較經得起大地震的嚴酷考驗。相反的，

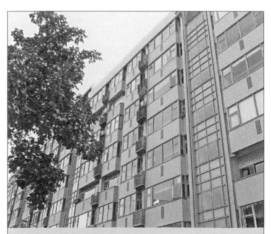

結構良好又堅固的中古屋，買得放心、住得更安心。

結構系統不良，就像患有先天性心臟病，很難成為優秀的運動員，禁不起地震的劇烈搖晃。

良好的結構系統主要包括：

1.均勻、對稱、沒有不規則的突出。

2.在結構立面上，高度、強度及勁度，沒有突然的變化。

二、觀察房子的外觀是否有裂縫：

如果房子外觀並沒有什麼可疑的裂縫，那最好，但如果有的話，要想辦法了解這些裂縫形成的原因，以及是否為結構性裂縫。然而坊間很多中古屋都已裝修過，通常裝修好的房子我們盡量不去選擇，因為會比較難判斷房子的結構是否受到影響，但若真的中意的話，建議你可以從房子的樓梯間、地下室去觀察，因為這些地方是不會有人特意花錢去裝潢，若房子有問題，卻也足以提供一些訊息讓我們參考。

三、檢測房子的混凝土強度：

房子的混凝土強度是否沒問題，並無法從外觀來判定，需要用「鑽心取樣」的方式來做判斷，沒有其他的方法了。事實上，混凝土強度對於房子的結構影響很大，由於早期施工品質不佳，例如常有加水的行為，所以容易導致房子混凝土強度不足，建議最好可以花錢做檢查。另外，混凝土強度和屋齡並沒有關係，理論上，房子越老強度並不會越低，只要維護得宜就沒有問題，怕是有裂縫又沒處理，這樣子房子的混凝土強度就會慢慢中性化、出現鋼筋鏽蝕等情形。鑽心取

樣時，會使用鋼筋掃描儀器避開樑柱配筋，而且事後會用來補洞的無收縮水泥強度又遠勝於一般的混凝土，所以屋主不用擔心鑽心取樣後會影響樑柱的強度。

四、檢測房子是否傾斜：

房子會造成傾斜，主要原因是附近有大型工地施工（如蓋大樓、建捷運）所造成，很多時候房子傾斜是肉眼看不出來的，雖然有人建議帶球去看屋，看看是否有傾斜，但球會滾只是傾斜的一種，所以並不能說球沒有滾，房子就鐵定沒有傾斜。不妨先觀察房子周遭有沒有大型的工地施工，如果有的話，建議可以請結構技師進一步檢測，但如果周遭都是同樣的老房子，基本上是不會有因為施工導致傾斜的問題發生。

五、不同材質結構安全不變：

由於建築工法日新月異，很多新的建材陸續出現，例如最近比較紅的鋼骨（SC）或鋼骨鋼筋混凝土（SRC），但在中古屋市場還有許多比較傳統的鋼筋混凝土（RC）。站在結構技師的立場，以我的觀點來看，不管房子的材料為何，其實設計的標準都一樣，只要

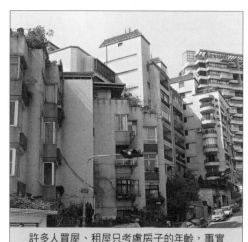

許多人買屋、租屋只考慮房子的年齡，事實上，年齡並不是房子結構無虞的關鍵，重要的是施工品質及後續維護。

在這個標準下，儘管選擇的是不同材料，都可以達到相同的安全考量。

另外，如果買加強磚造的房子時，就應該考慮該房子是否按照磚牆的高度、長度的規範去興建，以及是否有遵守樓層限制等。絕對不能簡單的斷定，加強磚造的房子就不好，因為很多古蹟都是加強磚造，畢竟房子的好壞主要跟使用和維護有關。

至於鋼骨（SC）的好處是強度比較強，所以房子的樑柱斷面可以縮小，讓建築物的重量變輕、降低地震力。由於鋼骨都是統一由工廠生產完後再到工地現場組裝，品質比較穩定，而且鋼骨本身的材料比較有韌性，可以抗震。只不過鋼骨的房屋抗震性取決於接頭焊接處，施工時的監造及營建管理是影響結構安全的因素。最近甚至還發現，有建設公為了房屋宣傳及以較高價格出售，興建了所謂的局部鋼骨的大樓，因為整棟大樓只有三樓以下是鋼骨，或是整棟大樓只有幾根柱子是鋼骨，而且取得的建照和使用執照卻謊稱是鋼骨建造，消費者不得不防。

六、樑柱的尺寸是否合理：

關於這一點，很難直接舉例，因為柱子的粗細還要考量整棟大樓的設計、建築材料等，但是我們可以簡單的判斷，如果很高的房子卻有很細的樑柱時，最好要懷疑一下，這樣子是否合理。

七、檢視是否曾有不當的裝潢行為：

曾有房東在房客退租收回房屋時，赫然發現房屋中間的柱子整根被敲除。原來是房客需要有個寬廣的舞池，裝修時逕自將柱子敲除。

因此，購買中古屋時，應特別留意檢視房屋是否有不當的穿樑閉孔、拆牆，甚至敲除樑、柱或剪力牆等情形。如果發現類似的行為，應該請結構技師研判是否會影響房屋結構安全。

八、調查房屋的修復歷史：

地震是對房屋的最大考驗，大部分的中古屋都曾經歷921、331等大地震，建議於購屋前應詢問屋主或鄰居、大樓管理員等，該房屋在歷次地震是否曾經有較嚴重的裂損，在裂損後是否已經適當地修復了。

◎買預售屋勤跑工地

　想要確保買的房子夠堅固，最好的方式就是勤跑工地，並隨時提出質疑，這是買預售屋的最大優勢了，因此我建議預售屋的屋主一定要定期到工地監督，千萬別讓自己的權利睡著了。

　雖然很多建商會以工地不安全為由，婉拒屋主前去看施工情形，但這是我們的權益，只要你堅持的話，他們應該還是會帶你到工地看一看。如果去了工地，就一定要仔細觀察下面幾點：

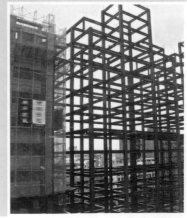

1.灌漿作業時，是否會偷偷加水。
2.模版拆除後，是否出現蜂窩現象。
3.鋼筋的續接方式是否正確。
4. 配筋是否按圖施工。

房屋健康檢測表（1分鐘快速了解住家的危險指數）

說明：請依照自家住宅現況，回答下列問題。回答「是」請在□中打✓，回答「否」請畫✗；如果✓越多，代表房子越容易危害健康，可參見書中的建議方案做改善。

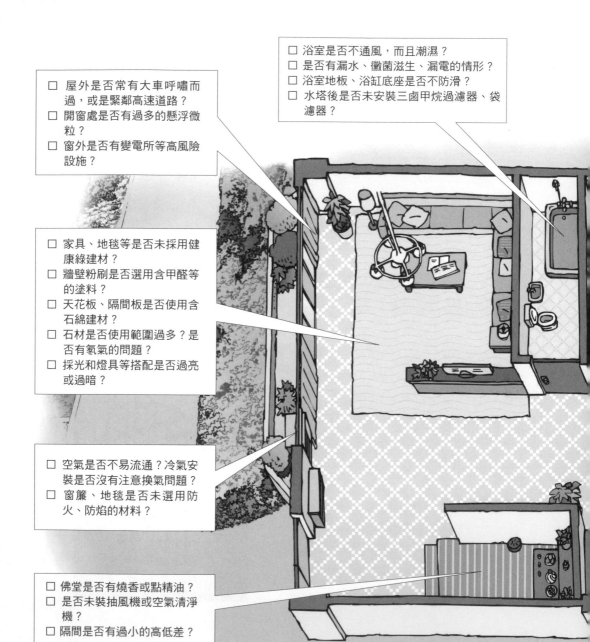

□ 浴室是否不通風，而且潮濕？
□ 是否有漏水、黴菌滋生、漏電的情形？
□ 浴室地板、浴缸底座是否不防滑？
□ 水塔後是否未安裝三鹵甲烷過濾器、袋濾器？

□ 屋外是否常有大車呼嘯而過，或是緊鄰高速道路？
□ 開窗處是否有過多的懸浮微粒？
□ 窗外是否有變電所等高風險設施？

□ 家具、地毯等是否未採用健康綠建材？
□ 牆壁粉刷是否選用含甲醛等的塗料？
□ 天花板、隔間板是否使用含石綿建材？
□ 石材是否使用範圍過多？是否有氡氣的問題？
□ 採光和燈具等搭配是否過亮或過暗？

□ 空氣是否不易流通？冷氣安裝是否沒有注意換氣問題？
□ 窗簾、地毯是否未選用防火、防焰的材料？

□ 佛堂是否有燒香或點精油？
□ 是否未裝抽風機或空氣清淨機？
□ 隔間是否有過小的高低差？

江醫師小叮嚀：

- 建材選擇：裝潢建材最好都有國內或國外的健康綠建材標章。如果沒有等級之分，至少也要確認標示不含甲醛、鉛汞等重金屬，以及有害人體物質等。
- 地磚部分：要注意止滑及氡氣輻射問題。
- 塗料部分：油漆請用乳膠漆，且不含甲醛等揮發性有機化合物。
- 電工部分：注意有無按照法規施做，廚房和浴室最好有單獨的漏電遮斷器，尤其廚房要有足夠的配電容量（至少40安培）。
- 冷氣部分：注意管線配置，最好加裝熱交換機。

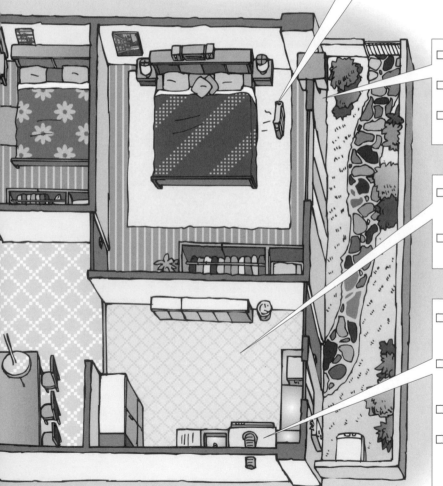

- □ 臥室的地板、油漆、家具等是否未採用健康綠建材？
- □ 床頭是否有電器、電源開關或插座？
- □ 書桌光線是否不適合閱讀？
- □ 夜晚時是否有擾人的霓虹燈或過量的車燈？
- □ 窗簾是否無法完全隔光？

- □ 牆壁或樑柱是否出現可疑裂縫？
- □ 磁磚是否脫落或出現裂縫？
- □ 是否有水垢、白華或是壁癌？

- □ 廚房配電量是否不夠？是否不在漏電遮斷器的迴路內？
- □ 是否未裝滅火器？是否已過有效期限？

- □ 飲用水是否未安裝淨水器？是否沒有定期更換濾心？
- □ 冰箱、貯藏櫃等處是否有黴菌滋生？廚房通風是否不良？
- □ 瓦斯爐、排油煙機是否安裝欠妥？
- □ 熱水器是否安裝在室內？若裝在陽台，是否被封閉了？

房屋裂縫檢測DIY

以下是常見的一些房子裂縫，以及處理建議方式，提供讀者參考：

■ 磚牆檢測DIY

<table>
<tr>
<td>
窗或冷氣口
</td>
<td>
說明：磚牆窗台下（冷氣口同）裂縫。
建議：不影響安全，宜自行修復。
</td>
</tr>
<tr>
<td></td>
<td>
說明：磚牆沿RC柱或樑邊產生離縫。
建議：1.因材質不同產生離縫，並不影響安全。
    2.三樓以下老舊建物外牆發生此情形時，最好請專業人員評估。
</td>
</tr>
<tr>
<td></td>
<td>
說明：外牆（磚牆）呈斜向X型寬大裂縫。
建議：由地震產生時，應請專業人員評估。
</td>
</tr>
</table>

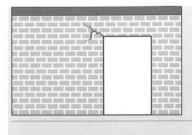

說明：門楣磚牆裂縫（多產生於隔間牆）。

建議：不影響安全，宜自行修復。

說明：橫向裂縫。

建議：1.三樓以下老舊建物應請專業人員
　　　　評估。
　　　2.其他宜自行修復。

說明：牆面開口處對角斜裂縫。

建議：1.三樓以下老舊建物應請專業人員
　　　　評估。
　　　2.其他宜自行修復。

■RC牆檢測DIY

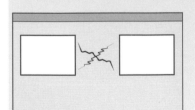

說明：RC牆X型裂縫。

建議：1.裂縫寬度0.2公釐以下，不影響安
　　　　全，宜自行修復。
　　　2.裂縫寬度0.2公釐以上，應請專業
　　　　人員評估。

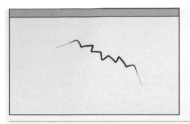

說明：RC牆斜向裂縫。
建議：1.裂縫寬度0.2公釐以下，不影響安
　　　全，宜自行修復。
　　　2.裂縫寬度0.2公釐以上，應請專業
　　　人員評估。

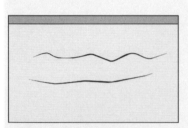

說明：RC牆水平裂縫。
建議：1.裂縫寬度0.2公釐以下，不影響安
　　　全，宜自行修復。
　　　2.裂縫寬度0.2公釐以上，應請專業
　　　人員評估。

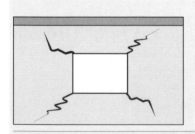

說明：RC牆面開口（窗）斜向裂縫。
建議：1.裂縫寬度0.2公釐以下，不影響安
　　　全，宜自行修復。
　　　2.裂縫寬度0.2公釐以上，應請專業
　　　人員評估。

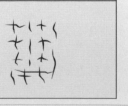

說明：RC牆發生沿鋼筋位置之裂縫。
建議：因保護層不足引起，鋼筋鏽蝕膨脹
　　　使混凝土產生裂縫，應立即修復。

■樓梯檢測DIY

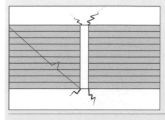

說明：平角或轉角發生裂縫。
建議：不影響安全，宜自行修復。

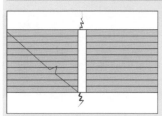

說明：樓梯平台發生直向裂縫。
建議：不影響安全，宜自行修復。

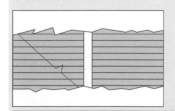

說明：樓梯平台發生沿踏步處水平斷裂。
建議：應請專業人員評估。

■建築物傾斜檢測DIY

說明：建築物傾斜。
建議：應請專業人員評估。

說明：鄰房傾斜，倚靠或部分樓層緊貼在本建築物。
建議：應請專業人員評估。

柱樑檢測DIY

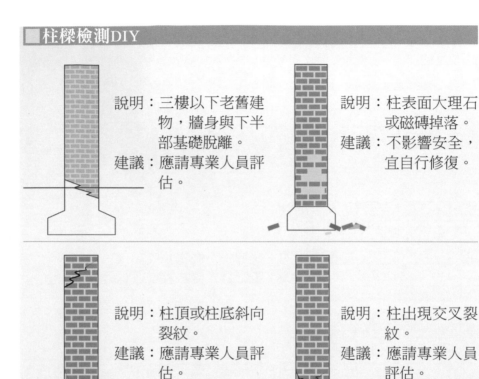

說明：三樓以下老舊建
物，牆身與下半
部基礎脫離。
建議：應請專業人員評
估。

說明：柱表面大理石
或磁磚掉落。
建議：不影響安全，
宜自行修復。

說明：柱頂或柱底斜向
裂紋。
建議：應請專業人員評
估。

說明：柱出現交叉裂
紋。
建議：應請專業人員
評估。

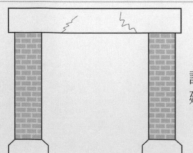

說明：樑細小裂紋。
建議：不影響安全，宜自行修復。

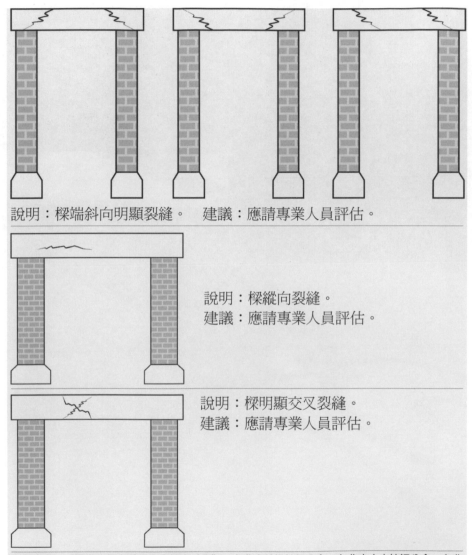

說明：樑端斜向明顯裂縫。　建議：應請專業人員評估。

說明：樑縱向裂縫。
建議：應請專業人員評估。

說明：樑明顯交叉裂縫。
建議：應請專業人員評估。

資料來源：《震災後住家房屋自我檢查手冊》，台北市結構技師公會、台北市土木技師公會、台北市建築師公會編撰，台北市政府印製。

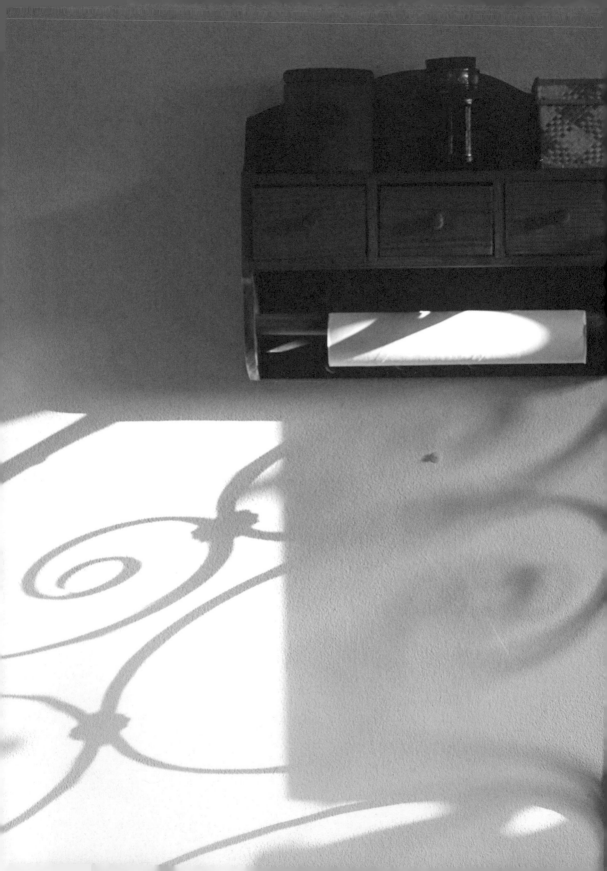

第3篇 選屋放大鏡
幫你挑出買屋五大陷阱

買房子是人生大事，辛苦大半輩子、投入大筆積蓄，

為的就是想要擁有自己的家。

當你看到建商美輪美奐的預售樣品屋時，

你會相信將擁有如假包換的夢想家園；

當你聽到仲介舌粲蓮花的推薦優選屋時，

你會相信將買到萬中選一的最佳房子；

不幸的是，你有可能正是台灣眾多房屋買賣糾紛中的一員……

你有沒有想過，華麗的預售屋工地後面其實就是基地，

你所看到的漂亮中庭其實是政府預定的道路用地……

經驗不足加上資訊不夠透明公開，

很多人往往在買賣房子的過程中，損失慘重。

因此，在買房子前你一定要先搞清楚，

如何保障自己的生命財產安全。

許多人一生只有一次買房子的機會，一旦買到海砂屋、輻射屋等危樓，不僅無法脫手變賣，還賠上終生的積蓄。

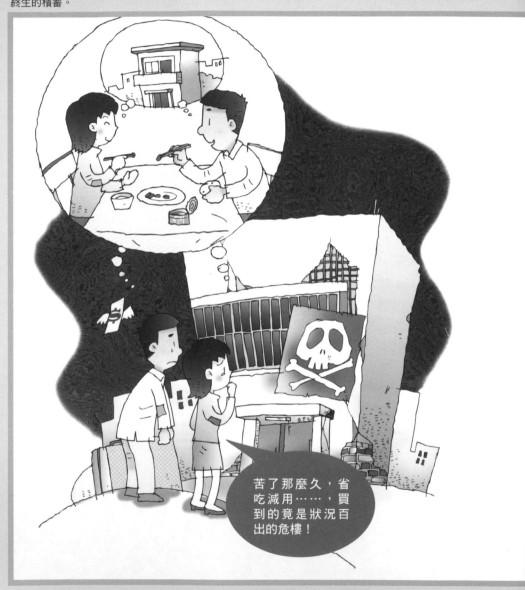

　　在台灣買房子是個賭注，而且輸家一定是買方，主要的原因在於，房子的交易過程中，牽涉了太多的專業知識，如買賣契約條文所牽涉的法律常識、房屋結構是否安全、房子是否為海砂屋等鑑定專業，再加上國內的房屋訊息往往由賣方、仲介、建商來決定，對買方而言不夠公開透明，所以買屋者在買房子的專業不夠、經驗不足的情形下，很容易處在不對等交易的弱勢，導致房地產買賣糾紛層出不窮。以2006年第2季為例，短短3個月消基會就有348件的買賣糾紛案件，其中「房屋漏水」、「隱瞞重要資訊」、「契約審閱權」分別占糾紛的前三名。為了解決因為資訊不對等所造成的買賣糾紛，先進國家如美國等，早就將購屋這樣人生大事委託給專業的買方經紀人，由他們負責與售屋的地產仲介進行交涉，讓買房子的人也能在專業與資訊上，站在公平的地位。

■購屋先調查，降低財損風險

　　雖然我接觸房地產買賣也有很長一段時間，且自認為比很多購屋者有更多經驗，但在這樣「豐富的經驗」加持下，都難免會有「凸搥」的情形發生，更何況一生只會買一次房子的大多數買家。先來分享一個購屋前沒有調查清楚的親身經歷。

　　我曾經在宜蘭南方澳的工業區買了舊的工廠，想要當作魚的處理廠，自認為在工業區買房子作為工業用途應該萬無一失，天經地義。然而，卻在申請工廠執照時出現了狀況。工業區蓋工廠應該是很合理

的，沒想到我買的房子雖屬工業區，但是使用區分卻屬於住宅用地，只有原地主可以開工廠，所以一旦要重新申請工廠或更換負責人，就無法申請通過，目前只能等著再賣掉。這正是因為自己的地政知識不足，所以平白遭受鉅額損失。因此在買房地產之前，最好可以先委請專家針對你所需要的用途，事先做查證的動作。國內很多人都有誤買到工業住宅的經驗，就是疏忽了「查證」的結果。

為什麼談健康住宅之後，要和大家討論如何選購房子呢？一來，根據美國的研究，貧窮其實是疾病的因子之一，中國的成語「貧病交迫」正是說明了貧窮與疾病互為因果的關係。如果因為買房子不慎而造成鉅大的財產損失時，這麼大的一筆錢很可能是你一輩子省吃儉用所存下來的，就這樣平白無故的飛走了，單單心理上的傷害，恐怕就會讓大多數的人得了憂鬱症，怎麼可以輕忽呢？另外，如果房子本身「體質」就有問題，如漏水導致黴菌滋生等現象，就算不是因為裝潢所產生的病態建築，但這樣的房子依舊有可能成為屋主的健康殺手，又如何能讓人住得安心？住得健康？

因此，在每人購屋次數平均僅1.7次的台灣，建議所有想要買房子的人，最好能「停、看、聽」，不論是買預售屋還是二手屋，不論是了解基地或是買賣合約，都應該在決定買屋前，先進行徹底的調查與了解，如地籍背景的調查、建商和仲介的誠信、合約的審議等，以降低可能的財產損失。

接下來，我將分別就「黑心建商」、「不良仲介」、「危險基地」、「不當合約」及「馬虎驗收」等五大買屋陷阱，告訴你要如何防範與出招，確保自己不會吃虧上當。

買屋陷阱1　黑心建商

手法：捲款潛逃、偷工減料、說倒就倒、借殼上市等。

　　住在桃園的陳太太（化名）剛領了一大筆退休金，想搬到鄉下住。和先生看了近郊的大小建案，終於挑到了一個滿意的別墅建案。陳太太想說，這三層透天的別墅，前面可以種點花草，後面可以養隻小狗，當孩子、孫子回來時也有足夠的空間可以居住和活動，於是就很開心的支付訂金，一周後也如期和建商簽約。

　　三個月過去了，按照合約進度，建商應該要如期開工了，可是陳太太發現工地卻沒有動靜，覺得很奇怪。打電話到建設公司，卻發現電話已經成了空號。這下子事情可嚴重了，陳太太哭著去找兒子，不知要如何是好？

　　最後陳太太的兒子，只得尋求法律途徑，一狀告上法院，只不過該建商早就倒閉，財產也都脫手，已經求償無門。

　　房子的好壞，建商可是重要的關鍵，然而市面上的建商從1991年的1,000多家（當時有設立資本額需在2,500萬以上的限制）暴增到現在的近5,000家（因現已取消資本額限制，只要50萬元的資本額，就可以開建設公司了），建商的資格取得如此容易、門檻如此簡單，其資本額恐怕連一間房子的頭期款都不夠！這類型建商所蓋的房子，你一定也不會信任的，但可怕的是，在看預售屋現場的時候，其實往往忽略了建商的背景調查，也因此吃了大虧。

　　像上面提到的陳太太，就是遇到了惡質的建商，他們的目的並不是在蓋房子，而是在「騙錢」。這類型的建商在都會地區已經比較少見了，但是比較偏遠的地方，這樣的案例卻時有所聞。

　　也有人曾問我，在地建商是否可靠呢？事實上，這些小區域的建商通常在房地產景氣好的時候才會出現，若景氣不佳，就暫時不進場。雖然，這些地方上小有名氣的建商不見得不好，但有可能缺乏深厚的財務基礎，一旦景氣大跌或是周轉出現問題時，難免會有狀況，因此購屋者要承擔的風險相對也比較高。

　　正因為大家買房子的機會太少，又很容易被外表華麗的預售樣品屋、優惠的價格及美好的規劃所吸引，而輕忽了建商的背景及興建品質的重要性。為了避免上當吃虧，建議在購買預售屋前，一定要記得慎選建商。至於要如何選擇呢？我就是老話一句：「挑選信譽佳的建商。」因為其所興建的房子品質會比較有保障。另外，我還有兩個小撇步提供給讀者，教你如何避免著了黑心建商的道。

江醫師特效藥 1　向一案建商說NO

　　所謂的一案建商，指的是目前的推案只有一個，且查不到過去的興建經驗，因此難以判斷其興建的品質。有一些黑心的建商根本就只想做一個建案，有可能是在預售過程中，騙取買方的頭期款項，然後捲款潛逃，也有可能是在興建過程盡可能偷工減料，賺取高額利潤，然後就將公司收起來，不願負起售後服務或是可能的賠償責任，對買

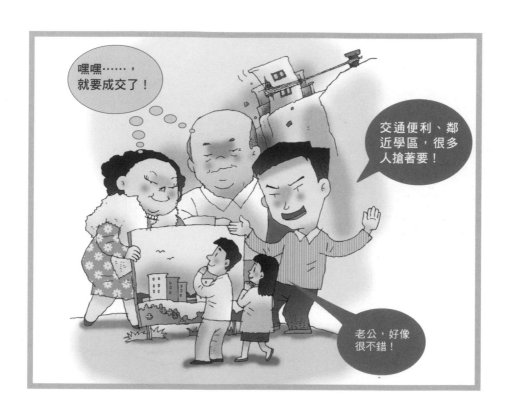

屋者來說，是相當沒有保障的。當然，我也不能一竿子打翻一船人說所有的一案建商都有問題，但是對購屋者來說，遇到這類的建商，的確要承擔比較大的風險。

記得台北市曾有過這樣的一個案例。這位建商在大安區經常推出不合法的夾層屋，由於政府法規明訂夾層屋並不合法，因此一旦被檢舉就會被拆除，很多買屋者在買的當時，並沒有得到充分的告知，等後來花了上千萬買了房子卻不敢裝潢，怕室內夾層隨時會被拆掉。等

吃虧上當的購屋者想要找建商理論時，卻發現建商早已更換負責人，而且負責人竟然是遊民。事實上，該建商正是運用不斷更換負責人及公司名稱的手法，讓買屋者投訴無門。

通常信譽良好、經驗充足且房子品質佳的建商，並不會換名字，而且會希望在每個建案都標出該建商的名稱，讓消費者對其有信心，更可以累積信譽。

江醫師特效藥 2　上網摸清建商底細

黑心建商，除了先前提到的「一案」外，另外也有一種是「累犯」，也就是雖然蓋過很多房子，但該建設公司卻有許多訴訟糾紛纏身，也就是曾經跟他買過房子的人，最後都和他對簿公堂。像這樣子的建設公司所蓋的房子，你還敢買嗎？所以當你聽到某家建設公司很有名時，要多想想是「好名聲」還是「歹名聲」，千萬別被現場的銷售人員與樣品屋的氣氛給遮蔽了雙眼！

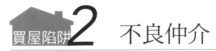

買屋陷阱2　不良仲介

手法：隱瞞屋況、騙取斡旋金、製造不實資訊，如房價過高等。

這幾年房市看漲，於是林小姐（化名）想要把屋子賣掉，經過比較後，她和某知名仲介公司簽訂委賣「一般約」，約期為三個月（委託仲介賣屋可分成

一般約和專賣約，所謂的一般約就是不限一家仲介可以委賣，仍可請其他仲介委賣或是屋主也可以自售，而專賣約則是限定由簽約的仲介出售，屋主如果自己出售也算違約）。簽約後，仲介一直沒有帶任何買方前去看屋，直到合約將要到期前，該仲介才帶一名買方去看屋，並約在公司議價。由於買方所出的價格太低，林小姐覺得並不划算，因此並不同意出售。

　　林小姐原以為這筆交易就到此為止，沒想到兩個星期之後，卻收到買方寄來的存證信函，要她賠償20萬元，作為交易不成的損失。林小姐簡直不敢相信，為何不賣房子也要賠錢，最後只好委請律師，與仲介對簿公堂。

　　林小姐的這個案是仲介為了取得消費者信任的一種手法，那就是在合約上設陷阱，想盡辦法要賺取服務費。案例中的林小姐，就是沒有看仔細仲介公司的委託合約，因為合約中載明：如果買方的出價接近賣方設定的底價時，仲介公司可以向買方收取斡旋金，而且合約中還註明，如果到時候是因為賣方因素不賣，那麼賣方還是要支付仲介服務費，並賠償買方應有的損失。所幸，該仲介事先並沒有告訴林小姐，她也可以選擇簽署內政部版的「要約書」，就要求林小姐直接簽署仲介公司的合約，所以仲介有疏失在前，林小姐在法律上尚有利基可以保護自己權益。最後在律師的陪同下，林小姐和買方及仲介協商後，達成了不需賠償的共識。

　　事實上，根據內政部的版本，買方如果想要出價，可以直接填寫「要約書」，由仲介代為出面向賣方提出買賣的意願，根本不需要先繳出5萬或是10萬的「斡旋金」。但我要特別提醒讀者的是，雖然內政

部版的要約書並不需要先付款，但如果賣方同意你的出價的話，那麼就表示此要約成立，買方可得依約買下房子才行。

除了預售屋外，很多買屋者會挑選房價相對比較便宜的二手屋，買二手屋當然要特別留意仲介是否夠專業、夠正派。近年來房地產交易熱絡，因此仲介業者也紛紛搶進各區域，為了達到成交目的，有些不良的仲介者甚至會偽照房子的檢測報告或是隱瞞房子的不良狀況，讓你誤以為買到了物美價廉的好房子，然而你很可能因為一時心動，而買到了輻射屋、傾斜屋或是漏水屋。因此，如果在選屋時不多加小心，很可能就會吃虧上當了。像前陣子就有一則相關的新聞事件，有位女士經由某仲介介紹，買了一間房子，但買了之後才發現該仲介偽照了「氯離子含量檢測證明」，讓她買到一間結構不安全的海砂屋，雖然最後成功退屋，但是訴訟與追討的幾年過程，已經讓她心力交瘁。

房地產仲介的素質好壞與否，的確會決定你是否可以在財產有保障的前提下，

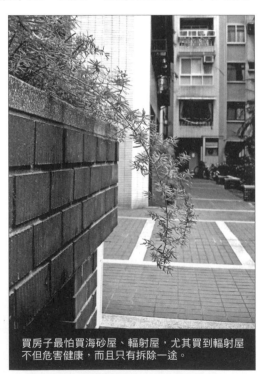

買房子最怕買海砂屋、輻射屋，尤其買到輻射屋不但危害健康，而且只有拆除一途。

不會出了高價而買到了一間問題屋。由於大部分的仲介會站在賣方的立場（因為主要的大筆服務佣金來自賣方而非買方，仲介也是與賣方簽約，而不是跟買方簽約），所以買賣房屋的過程中，比較可能立場不公，無法補足買方資訊不對等的問題，在此要提醒買方更要勤做功課或委託專業的購屋代理公司。

要如何挑選仲介呢？基本上和挑選建商一樣，都是要找信譽可靠、評價優良的仲介公司。

◎上網查一查，建商、仲介業者的信譽？

經濟部商工行政服務入口網／商工登記資料公示查詢系統
網址 http://gcis.nat.gov.tw/pub/cmpy/cmpyInfoListAction.do

行政院消費者保護委員會
網址 http://www.cpc.gov.tw

消費者文教基金會
網址 http://www.consumers.org.tw

司法院的法學資料檢索系統
網址 http://jirs.judicial.gov.tw/Index.htm
說明：建商是否曾牽涉交易糾紛，可用該建商公司的名字進去搜尋是否有多筆的不良紀錄或判決。

國家建築金質獎
網址 http://www.yestaiwan.com.tw/
說明：此外，還有台灣建築獎（http://www.twarchitect.org.tw/menu/up6-2.htm)和「台灣誠信建商」(http://www.666nhhb.com/AA-001/018.htm)等，這些都可以作為參考。

江醫師特效藥 1 服務評價可當指標

仲介的選擇除了可問親友或查看網友評價外，如較無品牌知名度，可以統編或公司中英文名查詢該公司的登記資料，或是到消費者保護網站查看是否有其他消費糾紛。

江醫師特效藥 2 找專業人士當靠山

正因為仲介的合約及買賣花招百百種，因此建議在買賣的時候，最好可以諮詢地政士（代書）的專業建議，以保障自己的權益與財產交易安全。為了幫助讀者更了解代書的工作及識破仲介花招，我特別邀請業界的泰斗——中華民國地政士公會全國聯合會理事長王進祥先生進一步說明，請詳見第256頁。

買屋陷阱 3 危險基地

手法：是由池塘填起來，或是接近斷層帶、處在順向坡、鄰近變電所、是海砂屋、輻射屋等危樓。

大偉（化名）和女朋友合力存了一筆錢，終於可以付房子的頭期款了。他們看了許多房子，最後決定挑選某處的預售建案，做為兩人甜蜜的窩。根據現場銷售人員的介紹，社區會有美麗的花園及游泳池，大偉想到以後可以和將娶

進門的女友，浪漫的在游泳池邊約會、晨泳，不禁充滿美麗的想像。

等了一年之後，房子終於如期交屋，雖然中間有些許瑕疵，但第一次買房子的大偉覺得那些都是小問題。直到有一天，在社區大廳看到了一只政府公告，他才驚覺問題大了。

沒想到游泳池、中庭竟然是政府既定的道路用地，一個完整的社區居然被馬路從中切開，這和當初的想像完全天壤之別。如今大偉和社區的住戶還在為這件事和建商，以及政府協調中。

對於上述的案例，你覺得誇張嗎？其實一點也不，類似的事情在台灣可說是層出不窮，沒遇到的話，可以說是你運氣好，或是你夠用功。很多建案都會用華麗的裝潢來吸引購屋者上門，讓你一邊看屋、一邊編織未來的美好藍圖，若再加上銷售人員的努力吹捧，你很可能就因為一時心動而衝動購屋。事實上，在預售屋的美麗外表下，隱藏了許多你所不知道的秘密。因此奉勸你，當銷售人員說得天花亂墜的時候，還是到屋外去走一趟，一來可以讓自己冷靜一下；二來請好好看看樣品屋外的世界。

就有人因為沒有看仔細，等到建商把樣品裝潢屋及圍籬拆了，準備動工興建後，才發現原來住宅隔壁是墓地，當場傻眼。

基地的背景調查之所以重要，是因為擔心建築基地過去曾是池塘、垃圾坑、墓地、工廠或是山坡地填平？是位於斷層帶、山坡地或是50年淹水線以下？還是鄰近有變電所、高壓電塔等高危險建物？這些對於房子的安危而言，可說是極為重大的影響關鍵，因此建議在購

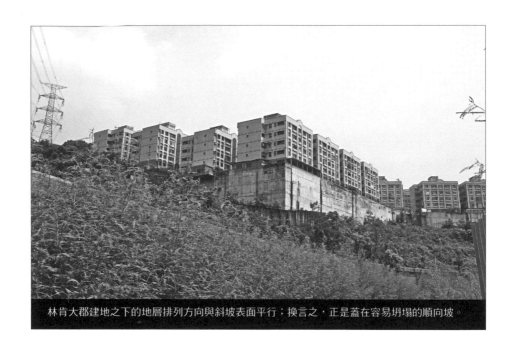

林肯大郡建地之下的地層排列方向與斜坡表面平行；換言之，正是蓋在容易坍塌的順向坡。

屋前必須要調查清楚，以確保自己和家人的生命財產安全。

　　林肯大郡的悲慘事件，相信你一定記憶猶新。在1997年的一場風災，造成土石流毀了多少家庭，它便是一個興建在順向坡又沒有做好水土保持與擋土牆設計工程的慘劇。現在，那些當初懷著美夢，花下畢生大部分積蓄買下夢想家園的人，有很多是一邊哀痛親人的喪失，一邊還要為倒掉的房子繼續繳20年的房貸，以免終生信用破產，他們至今都還沒有房子可以住，真是情何以堪！10年過去了，雖然台北縣周錫瑋縣長於2006年時在媒體上表明願意賠償住戶，但是縣議會回問預算哪裡來後？整個事情好像又僵住了。

江醫師特效藥 了解基地背景和環境

　　想要知道房子的基地是否為池塘、垃圾坑、墓地？是挖方還是填方區？是順向坡還是逆向坡？有沒有位在斷層帶上？在此，先教你避開這些困擾的重要訣竅，便是向農林廳申請過去的空照圖及地籍圖，再上Google Earth網站查出現在的空照圖及地籍圖對照比較，很快就可以知道建築基地的背景歷史，進而判斷是不是適合蓋房子。

　　接下來，將逐一說明不同的基地背景和基地環境，對健康及生命財產有什麼影響？

一、**池塘、垃圾坑或是墓地、山坡地的填方區**：由於上述這些地點都是回填而成的地基，因此土質較為鬆軟，房子蓋在這些地點上面，自然容易不穩，進而有倒塌、傾斜等風險。

二、**斷層帶**：提到921大地震想必大多數的人都餘悸猶存，台灣地處地震帶，如果房子基地剛好位在斷層帶的話，房屋結構便相當容易受創，買屋的時候最好避開。目前台灣本島已知的斷層帶約有50

◎上網查一查，要買的新家是否位在斷層帶上？

中央大學應用地質研究所
網址 http://gis.geo.ncu.edu.tw/gis/eq/twactft/loc.htm

經濟部中央地質調查所
網址 http://datawarehouse.moeacgs.gov.tw/Geo2006/MainPage.htm

處，可參考中央大學應用地質研究所的網站進一步了解，另外經濟部中央地質調查所的網站也提供地質資料的相關整合查詢，可以查看全台約42處的活動斷層外，還可以看出全台地質環境，或是溫泉等。這些資訊非常有用，因為只要利用常見的GPS導航機得知要買房子所在位置的經緯度，再與網站查出附近斷層帶的經緯度做比較確認，就可以知道房子與斷層帶的距離了。

三、**順向坡、逆向坡：**自從林肯大郡出事後，很多購屋者開始留意到購買山坡地的房子時，需要留意是否為順向坡？一般說來，所謂的順向坡即岩層的走向與山坡方向一致，容易造成土石滑動，而逆向坡則剛好相反，岩層的走向與坡向不一致，因此比較不會有滑動的情形。

四、**資源回收場、垃圾掩埋場、變電所：**住家或是基地附近有這些「健康風險場所」時千萬要注意。先來談談資源回收場和垃圾掩埋場，這類場所因為長期堆積垃圾，容易有毒氣逸散的問題和發生火災的可能性，而且高運量的大車出入，也提高了車禍的風險。一般說來，像是燃燒垃圾所出現的揮發性有機化合物等毒氣，至少要和房子距離100公尺以上，才不至於影響人體健康。如果不確定家中是否充滿致病的毒氣，不妨請專業人員到家中進行檢測。

　　另外，變電所這類發射低頻輻射的危險建築，如果低頻電磁波大於4毫高斯的話，目前已經被證實會造成兒童血癌，因此購屋時，最好先調查清楚，能夠離得越遠就越好，否則至少也要保持50公尺以上。

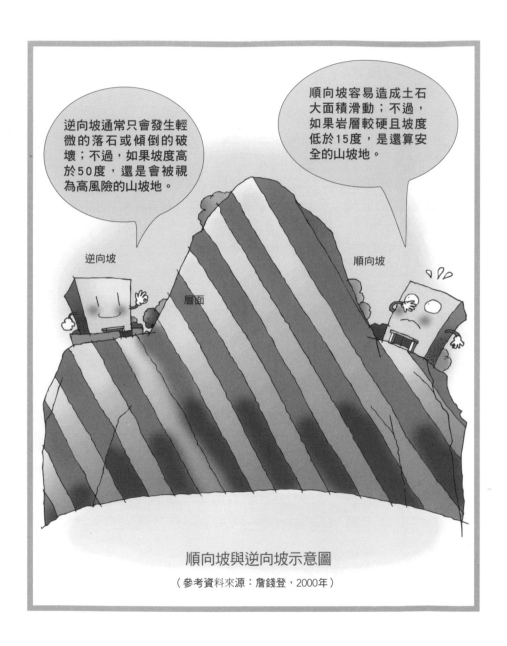

順向坡與逆向坡示意圖

（參考資料來源：詹錢登，2000年）

◎家住山坡地的自我安全檢測

　有些人可能一聽到順向坡就害怕，但事實上，就算是順向坡，如果是較堅硬的岩層或是坡度低於15度，仍是較為安全的山坡地，而逆向坡雖然相對於比較安全，但是如果坡度高於50度，仍是有風險的。建議如果要買山坡地的房子，最好可以實際走到坡地上，看看你所挑選的房子座落處的坡度如何？在此，提供一個簡單的安全距離範圍測定方法：

一、將小石順著山坡丟下，讓小石子一直滾到到自然停為止，你所站的坡頂至小石子停下來的這段距離，就是危險範圍，所以房子距離坡頂要大於此一距離。

二、請在附近看看是否有擋土牆或水塔等建物？如果附近的擋土牆高超過6公尺，就該特別注意，而且房子要和擋土牆相隔一個籃球場長的距離比才較安全。

三、不清楚有哪些危險的山坡地社區嗎？台北縣政府與內政部營建署、行政院公共工程委員會公告了台北縣14座危險建築社區，如果有需要的話也可以上網查詢（http://www.sinew.idv.tw/pic1/other/%A6M%C0I%AB%D8%BFv.htm）。

五、淹水： 如果你家中曾經淹水過，就會知道這是多麼討人厭的事情，家具可能會泡爛、人也可能會跟著生病。通常淹水地區除了容易造成腸胃道的疾病外，淹過水的家具和屋子也容易滋生黴菌，引發肺部疾病、過敏及心臟疾病等。為了避免不小心買到淹水屋，在購屋前，最好可以先調查清楚。目前台北市政府有提供積水查報資訊網（http://rain.tcg.gov.tw/flood），想在台北買房子的你可以先上網查詢。

六、道路用地或是公園用地： 沒有人會想到，建商在預售時規劃的美麗中庭，在幾年後居然變成了一條道路。這一點也不誇張，事實

《如何挑選健康好房子》
座談會

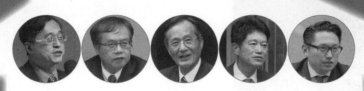

引言人

江守山 | 腎臟科名醫／本書作者

與談人

江世雄 | 台灣省結構技師公會理事長

陳春銅 | 台北市不動產開發商業同業公會理事長、
良茂機構董事長

蔡建生 | 元利建設總經理

王雅麟 | 三圓建設總經理

日期

2017年11月23日（星期四）

地點

台北市不動產開發商業同業公會

幸福綠光公司 · 台北市不動產開發商業同業公會
良茂機構公司 · 元利建設公司 · 三圓建設公司
合辦

為什麼腎臟科醫師會注意到
房子的品質？

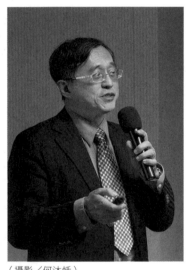

（攝影／何沐恬）

　　一位好的醫師，會在病人身體不適的時候，提供最適當的治療和協助，但這不是我的使命，我認為，一位有良心、有抱負的醫師，更想在病人生病之前，就防微杜漸，幫每個人找尋全方位的健康之道……

自小體弱，立志從醫

　　在當醫生之前，我可以說是一個藥罐子不離身的大病號。4歲那年，我罹患了所謂的「滑液囊炎」，造成大腿骨關節毀損。當其他孩子正在開心跑跳的年紀，我卻只能臥病在床，用欣羨的眼神，看著兄弟姊妹和鄰居玩伴快樂的四處玩耍奔跑。經過整整一年半的臥床和治療後，癱軟無力的雙腳才逐漸恢復功能，然後我一步一步的慢慢學著走，就像幼兒學步一樣。

　　之後，雖然大病不患，小病卻未曾中斷過。我在國中的時候，突然又得了多半發生在女孩身上的「女孩病」──甲狀腺機能亢進，於是整整兩年間，吃藥就像家常便飯一樣，雖然我心中老大不願意，卻也著實無可奈何。

由於有這段痛苦的成長經歷，我對健康一直抱著極大的渴望，但因為家族中一直沒有人當過醫生，所以也從不曾想過自己有一天會披上白袍。直到看到祖父母、和外祖父母因年事漸高，開始飽受病魔摧殘，於是在高三選填志願時，忽然腦中閃過一個念頭：「要是可以當醫師來幫助自己和家人，應該不錯吧！」就這樣，我把醫師當成我的志願、將健康作為終極追求的目標，當年那個體弱多病的小孩，終於成為了一名醫師了。

揪出致病元兇，才能治病

在醫師的白袍下，我始終記得自己曾經是個大病號，也正因為親身經歷生病的痛苦，我更能體會病人的心情，也最知道健康的重要性。然而，隨著行醫的日子越久，我接觸到的病人越來越多，加上國人罹癌的比例節節升高，我心中的憂慮與無力感也隨之擴散。

由於我個人的專業領域在腎臟科，而台灣最近幾年的尿毒症新生率和盛行率都是全球第一，稱為「尿毒之島」一點都不為過。除了尿毒症之外，我在臨床上還發現有很多疾病在近一、二十年開始大量的出現，像是癌症、氣喘、過敏等，然而很多疾病的發生，醫師們卻完全找不到「元兇」，這讓我越來越憂心。

畢竟，醫院裡的醫師只能幫助病人在「發病」之後，改善或舒緩病情，卻無法防患於未然，這與我追求健康的終極目標仍有落差——要如何讓人活得健康、杜絕病痛，才是我真正所要追求且努力的方向！這樣的想法在我腦海裡轉了又轉，終於，在2003年，我找到了第一帖良方。

江醫師捲起袖子賣魚

在大量閱讀醫學研究報告後，我發現吃魚對人的健康大有助益，但是水產污染問題卻又讓人不寒而慄，於是我突發奇想：如果我能提供經過檢驗無毒的魚給大眾，不就可以幫助大家提升健康了嗎？在「江醫師健康舖子」開張後，很多人都笑我傻，因為這樣子的作法，無疑是把錢扔進大海中，甚至一開始，連我的太太也都無法諒解。不過過了一年之後，她成為我的頭號大主顧，也樂於向人闡述吃健康魚的概念。

這是我追求終極健康的第一步──從吃健康魚著手，畢竟，民以食為天，如果我們吃的東西不健康，又何來健康的道理？從此，我除了是腎臟科的醫師外，我還有了第二個身分──魚醫師。

原來壞房子會導致洗腎

曾經有一位結婚不久的年輕病患來求診，病患不但雙腳水腫且體重增加10公斤，經尿液、抽血及腎臟切片後，證實得了局部性腎絲球硬化症，為了治病他看遍各大醫院腎臟科醫師，也服用了類固醇及細胞毒性藥物等強烈的藥劑，但腎功能還是急遽衰退，而且瀕臨洗腎，但醫師從他身上找不到會引發疾病的因子。經過追查很久才發現，這位病患4年前結婚，當時也裝潢了新房，隔沒多久就發病，就是所謂隱藏在環境中，被大家都忽略的「殺手」，新房子裡的有毒裝潢材料，而人的肝腎都是人體的排毒器官，如果環境中的「毒」超過負荷的範圍，那麼肝腎當然無法承受。

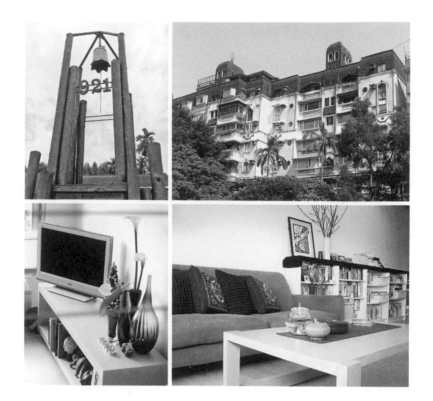

　　大部分的人都認為新裝潢好的房子難免會有一些味道，只要過一陣子就會沒事了，但卻不知道這些含有甲醛、甲苯等揮發性有機化合物，會存在長達3～20年，長期接觸可能會造成肝腎功能病變等，這些都被忽略了，這些就是看似無害的「居家殺手」。

　　正因為從臨床和文獻報告中，了解到居家環境對身體健康的影響，所以我更急切的想要讓大家知道，除了食品安全外，也絕不能忽略住家安全的重要性，於是我又有了個新的身分，那就是──房子醫師。

健康房屋，讓你遠離病魔

　　2006年，為了幫助國人尋找、建造「無毒家園」，還是憑著一股「傻勁」成立了「江醫師房屋健檢中心」，希望帶動「健康房屋」的概念，讓大家在最沒防備的居家空間中，將環境之毒減到最低。事實上，在國外這種觀念已行之有年，買房子動輒牽涉的千百萬，所以不論買的是預售屋或中古屋，一開始就要對建商、仲介、房子背景有充分的了解，否則如果買到了輻射屋、海砂屋、或是位於斷層帶等的危險房屋，住了不但危及生命安全，同時造成財產損失。

　　經過多年累積經驗和調查追蹤，發表了《如何挑選健康好房子》這本書，即希望在推動房屋健檢觀念時，能將健康房屋的概念深入到每個家庭，讓大家開始講究住的安全與健康，遠離可怕病魔的魔手！這本書提供住屋者、購屋者、賣屋者、租屋者的健康需求內外，也包括想裝潢、翻修、租屋時，甚至想買賣房子時，都可以此為參考書，以免掉入買屋陷阱之中。

慎選房子及裝潢，避免花錢又傷身

　　或許有人會認為，自己住的家並不是豪宅，應該不需要如此大費周章的做健康檢查，事實上，正因為大多數的人一生頂多買一到兩棟房子，等於投注了大半的身家財產在裡頭，因此更需要慎選房子及裝潢，以免不小心花錢又傷身，那就划不來了。加上買房子不像買魚，牽涉的金額動輒千百萬，如果有個閃失，損失之大是難以想像的，所以不論買的是預售屋或中古屋，一開始就要對建商、仲介、房子背景有充分的了解，更要自己做足功課，建立一些專業知識，否則如果買到了輻射屋、海砂屋或是位於斷

層帶等的危險房屋，住了不但恐有危及生命安全，又有可能面臨賣不掉等的問題，造成財產的一大損失。

跟買房子或是裝潢房子相比，房子的事前檢查與防範工作，其實是相當小的一筆花費，卻可以保障鉅大的財產安全和守護無價的健康，因此我又在眾人笑傻的情況下，默默的追求終極健康。

你或許會覺得，多花這筆錢真的需要嗎？很多人買了房子也住了很久，不是也都相安無事嗎？但你可能不知道的是，很多人得了許多病，最後檢查的結果才發現，原來是家中的飲水出了問題，或是裝潢惹了麻煩……，當事後再來懊惱時，恐怕已經造成了傷害，為時已晚。從無毒魚到健康屋，我的理念其實都是相同的，我希望可以帶動國人一個「投資健康」的觀念。曾經有人打過一個比方：健康是「1」，財富是健康後面的「0」，如果沒有了健康，就算我們累積了再多的「0」也是枉然。

因此，我誠摯的邀請：

- 家中常有人生病但原因未明的破病族
- 新屋總是聞到怪味道的裝潢翻修族
- 牆樑柱天花板等處膨脹、斑駁、細裂縫持續增加的危樓族
- 家有老幼常常摔傷的滑倒族
- 不想買了屋才發覺受騙的購屋族
- 房子想賣個好價錢的賣屋族
- 想找間可以安心居住的租屋族

如果你也有相同的期望和考量，如果你希望真正擁有健康無毒又安全的家，那就請你好好的閱讀這本書，相信你一定可以擁有真正的「好宅」！

建立第三方認證檢測，
讓建物品質更有保障

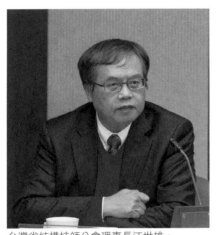

台灣省結構技師公會理事長江世雄。
（攝影／何沐恬）

從事建物結構技師專業多年，經手完成超過200多例建築結構設計。以我的專業經驗來看，要挑選好建物，品牌是非常重要的事。因為房屋的生命周期至少分三階段，從設計到施工到使用，每一個階段都有很多大小事，需要非常嚴謹和負責任的把關，才能蓋出真的好宅。

　　台灣建物的品質以往確實充滿各種問題，70年代出現大批海砂屋，後來又有高氯離子屋，最近甚至出現了建物冒出青春痘般的豆豆屋，這些都是房屋施作時，使用的建材就出了嚴重的問題，所以買房子一定要非常慎重。

　　我看到一些重視品牌的建商，每個建案都是精心打造多時才慎重推出，反而一些大膽不太在乎細節的建商，卻敢密集推案。所以從專業的角度來看，消費者對房子的選擇不能只看一小部份，而是要有更全面了解，尤其是建商的口碑。

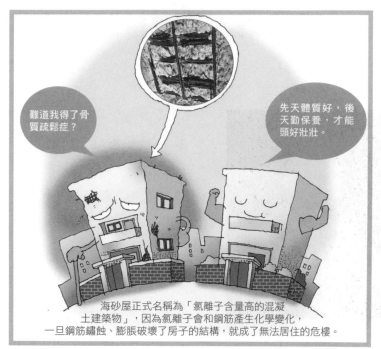

（詳見本書第154頁）

　　雖然不少人將建物把關責任，都寄予政府相關單位修法和管理，但政府監督永遠比不上廠商的自律，所以我要一再強調品牌的重要性，因為好品牌的建商追求永續經營，不會短視近利；也建議負責任的建商考慮推第三方認證檢測，讓建物品質更有保障。

　　至於都更推動受限多，讓不少人都陷入程序泥沼，既憂心居住品質無法改善，又無可奈何。像台灣各地都有老建物，尤其是台北老舊住宅最多，如果不能加快腳步更新，建物的安全性令人難以放心。例如921地震至今已18年，仍有許多受損房屋無法居住卻還是拆不了，多半是因住戶意見不一無法改建。正本清源，在此要提醒買屋者，地段價格和造型外，注意建材和房屋結構安全更是馬虎不得。

用「心」做建築，凡事替購屋者設想

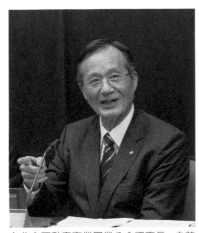

台北市不動產商業同業公會理事長、良茂
機構董事長陳春銅。（攝影／何沐恬）

台灣建物從50年代一路走來，從一層的土角厝演變為二、三層販厝，再發展到四、五層公寓，之後越來越高……。

以前建物並沒有太多規範，直到921大地震和SARS後，建築法規日益明確而嚴謹，近幾年來更加入綠能、綠建築和通用設計等概念，對建物嚴格把關安全及環保等概念也不斷進步。

小時候，我的家境並不寬裕，父親以農家子弟忠厚踏實的精神教導我，使我養成腳踏實地、樂於助人的性格，在日後創業的過程中，無時不以誠信為待人處事之原則，並以此作為良茂建設機構永續經營之信念，凡事替購屋者設想，為客戶量身打造最精緻、最完美的人性化居所。

「以『人』為本體，用『心』做建築」，也是我一直堅持的理念，所以當江守山醫師從醫師角度，逐一剖析房屋的健康體質，並提出房子從興建時的結構體，到裝修時可能有的狀況，以及對人造成的各種健康影響的警訊，我覺得這些探討對不動產業來說，真的是非常重要的大事，而所有買房的人和政府也該關心，不能讓房子成為禍害。

　　蓋房子的細部工作非常繁雜而鎖碎，但每個細項都馬虎不得，例如在興建建物時，從開工到施工中期到完工，相關工作人員都必須到工地現場會勘，並拍照存證。負責任的建商連一根釘子的彎度都有要求，只有嚴格的層層把關，才能保證房屋的品質。

　　在這裡，我懇切呼籲下一代年輕人，無論都更換屋或是買新屋，一定要注意房子的品質；而站在建商的角度，對房子有嚴格的把關，蓋出好屋子提供給消費者，更是一項功德和好事。

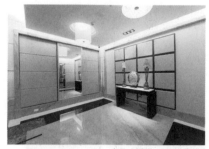

（照片提供／良茂機構）

良茂機構小檔案

成立：1983年

理念：為使住戶能夠在良好生活品質中住得盡興，並且維持社區整體質感，每一步驟由大至小皆不斷提醒自己不能失之偏頗，維持一貫水準，堅持才能締造出高水平。「不能因為細節繁瑣而犧牲消費者權益」，是良茂一直堅持的理念，客戶滿意度才是建設公司之建築精神。

代表
建案：2017年良茂LIFE PARK‧2013年良茂京都‧2012年文德科技大樓‧2010年明水澤‧2009年光明富貴&巴黎花園&良茂雅典

獲獎
記錄：2015年 國家卓越建設獎住宅施工品質類金質獎：良茂京都
2014年 國家建築金質獎：良茂LIFE PARK
2009年 建築金獅獎優質建案：良茂羅馬假期、巴黎花園
1998年 內政部「建築投資業識別標誌」台灣首批優良建築團隊
1997年 住宅社區優勝金獎：大直寧境

公益
慈善：國際口足畫藝協會
中華民國智障者體育運動協會
中華民國警察之友
台中市聾人協會
財團法人愛盲基金會
財團法人台灣國際奧比斯防盲救盲基金會
社團法人中華育幼機構兒童關懷協會
台灣世界展望會

好房子不必是豪宅，必須是「好宅」

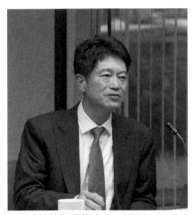

元利建設總經理蔡建生。（攝影／何沐恬）

從事建築業30多年，一路走來我都堅持「把建築的價值與品質，真真切切實踐在完工建築上」的理念。好房子不是豪宅，而是「好宅」，我堅信建商蓋房子賣的是良心事業，從外觀到管線結構，甚至住宅的健康、環保都是非常重要的事。

我看到很多買屋的人非常重視風水，但事實上房子是人的第三層皮膚，建議買屋者選擇房屋時要抓大放小，例如無毒建材就是非常重要的部份。同時，以元利建設所蓋的房子為例，交屋時一定贈送排風功能的配備，同時規定新建物第一年一定要強制開排風，就是要讓室內可能因裝潢等因素，可能造成對人體健康不良的影響降至最低。

因為工作經驗，我對建物大小事非常有經驗，覺得很多房屋的小細節，一般住家可能都沒有注意到，但這些卻都是非常重要的事，例如家裡水源的情況，很少人留意自家水源可能遭受污染的危機，曾有朋友和我說，最近家裡水費少很多，本來很高興，我提醒他是否要進一步檢查水源是否有狀況，他才赫然發現，原來建物有破裂處，讓廢水池的水流入家用的水源池，真的非常可怕。所以在此也呼籲一定要確保住家飲水的衛生安全。

　　針對政府目前對建物的規範，我也認為應該算是嚴格，其中鋼筋和水泥要求標準，甚至比日本都還高標，但常也會發現一個問題，就是建商在蓋好符合建材標準的房屋交給住戶後，住戶自行裝潢時，卻沒有為自己的房子裝潢工程把關，以致裝潢完成後，房屋品質反而被破壞掉，根本難以全面把關，這也是很大的問題。

　　為確保房屋住的安全和品質，如果能推動「房屋健檢」，應該也能算是國內住宅的新革命，對有品牌的建商而言，要長期經營下去，

建案的口碑和後續的管理都非常重要，畢竟現有法規下「打帶跑」建商已經很少了，買屋的消費者也可多花心思了解建商的口碑，才能對自宅的品質有更好的選擇。

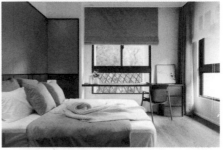

（照片提供／元利建設）

元利建設小檔案

成立：1977年

理念：聘國內外專業大師的參與，以期創造具歷史義意的地標建築；對內，垂直領導統御的整合，以確保執行的能力與品質，力求事先做好準備的功夫，事後呈現最完美的施工品質。元利機構也秉持著把建築的價值與品質，真真切切實踐在完工建築上，讓住戶深深體會感動。

代表
建案：2017年和平大苑‧2017年忠順大苑‧2010年和平世紀‧
2007年水世紀‧2006年群英‧2005年輝煌世紀‧2004年榮耀世紀

獲獎
記錄：2008年國家建築金質獎規劃設計類金質獎：和平世紀
2008年 國家建築金質獎最高榮譽獎經典金首獎：和平世紀
2007年 國家建築金質獎規劃設計類金質獎：水世紀
2006年 國家建築金質獎施工品質類金質獎：群英
2005年 國家建築金質獎規劃設計類金質獎：輝煌世紀
2005年 國家建築金質獎施工品質類全國首獎：榮耀世紀

公益
慈善：大安森林之友基金會

讓每位住戶獲得
圓滿、圓融、圓夢人生

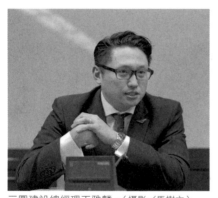

三圓建設總經理王雅麟。（攝影／馬樹立）

房屋對人、健康、財產的重要性，非常值得探討。像是不久前英國整棟大樓被大火吞噬，以致上百人活活被燒死的重大傷亡事件，就是由不良建材所造成。那間大樓推估屋齡至少有38年，而且是經過拉皮的社會住宅。

很多人都不知道，拉皮可能對住宅會造成非常嚴重的傷害。雖然拉皮能讓建物外觀看起來很新，變得比較節能，但多數使用於拉皮的建材，除了鋁板外，還會加入保溫材，而這些保溫材可能是不符合法規的，甚至有容易燃燒等問題。

許多人為了圓一個「家」，用盡畢生積蓄，但是買房子不能只看價格，也要同時參考成本。例如以40年前北市房價1坪才5萬多，當時建築成本可能只有2萬，因此，比較可能使用低成本或目前看起來已有礙健康，甚至來路不明的建材，其安全性令人憂心。

事實上，建商都很清楚，也順便提醒所有消費者，在921大地震及SARS之後建造的房子，對健康及生命安全會有比較大的保障。可

惜大家都漠視或無力面對，其實老舊住宅跟新房子差別絕對不是只有價錢，而是整個生命財產的保障，希望大家正視這個問題。

為確保超高層建築的防火、耐震等安全性，即使成本及施工難度大幅提高，三圓仍堅持採用SRC鋼骨結構、耐震標章、綠建築標章等建材，因為鋼骨結構和耐震標章，是身家安全的保障；而綠建築標章，則是保護環境、追求健康的具體作為。

在這裡，我懇切呼籲消費者，在不斷比較單位坪價的同時，一定要注意到房屋品質的細節，畢竟生命和健康才是最重要的事。三圓也會秉持著讓每位住戶獲得圓滿、圓融、圓夢人生的承諾。

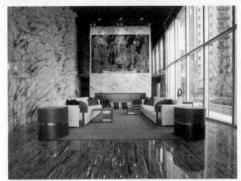

（照片提供／三圓建設）

三圓建設小檔案

成立：1979年

理念：三圓建設蓋房子，不只是追求建築的高度，更在乎建築的價值。近年來，三圓建設已逐步發展出自己的好宅DNA，像是樓高3米6、鋼骨結構、耐震標章、綠建築標章等。因此，三圓建設要圓的，不只是一群建築人追求卓越的願景。讓每位客戶獲得圓滿、圓融、圓夢人生，是三圓建設堅持了30多年的承諾。

代表 ：2011年美麗殿・2010年養心殿・2008年新巨蛋・2007年凱旋大地NO.10活力
建案 ：Double・2006年巨蛋・2004年東方君悅・2004年東方文華

公益 ：財團法人私立學校興學基金會
慈善 ：孩子的書屋＆台北市建築世代會
　　　財團法人罕見疾病基金會
　　　社團法人中華民國關懷生命協會
　　　財團法人博幼社會福利基金會

《如何挑選健康好房子》座談會

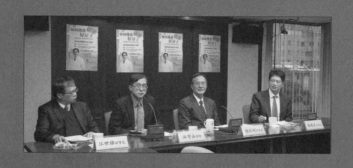

「台北市不動產開發商業同業公會」簡介

為維護共同權益、保障合法經營、促進互助團結、
配合政府建設，重視同業與政府主管機關間之協調溝通，
並且隨時反映會員同業意見。

大部分人買房子只看價格，事實上建商的口碑也非常重要。消費者現在已
經越來越內行，懂得在預算範圍內挑選好房子，這樣，對建商也形成良性
的督促力量，因此，有好幾家優質建商的房子，往往一推出就訂購一空。

目前台北市不動產開發商業同業公會有1200家會員，近年來公會已持續推
動，讓會員業者們都能提供好品質的房子，贏得更多消費者的信任。

上早在建商興建前，該地號早被政府規劃成道路用地，只不過建商並沒有說清楚罷了！因此購買預售屋前，請先確認整個基地的都市計劃土地使用區分或公共設施用地，是否為商用地、住宅用地、還是住商混合用地，這些地號的設定又是否符合你的需要，不要只看自己家所使用的地號，以免社區的部分設施最後成為道路、公園，或是其他用地。

據我所知台北縣林口地區有個建案，面臨了公設被迫拆除的命運。當初有很多住戶就是因為該建案打造一處有涼亭和蓮花池的漂亮中庭，才願意花高價買下這個社區的房子，後來發現整個中庭竟然是道路用地，如果政府要開馬路，就要拆除，氣得社區居民直跳腳。還有個案例是，有位先生向某建商買了一間新成屋，為了保障買屋的安全，他特別委託房屋健檢公司進行調查。當房屋健檢人員將其使用執照與現屋比較後發現，美輪美奐的客廳竟然是法定的騎樓空間，所以只要有人舉發，他們就得面臨被拆的困境。

類似像這種土地使用區分或是社區中庭會不會是道路用地、工業用地、公園預定地等問題，最好在買屋前就先向地政機關調閱相關圖籍或者委託專業人員代為查證，相對於買房子的支出，這只是一筆小錢，而且還能讓你避免幾十年的擔心害怕與紛爭。

想要知道自己的房子或是心儀的房子，到底土地的使用區分為何嗎？如你住在台北市，那麼可以上網查詢：http://www.zone.taipei.gov.tw，至於其他地區則可向各鄉鎮市公所工務課申請。

七、有無二次施工（違建）：二次施工在台灣是相當常見的情形，從預售到二手屋都有，一般常見的有陽台外推、頂樓增建等。由於房價高，很多屋主喜歡用二次施工的方式來增加室內的使用面積，但這些作法都是違建，因此1998年之後，建管處採取隨報即拆的方式來處理，而之前的因為數量過大，則是列為緩拆，也就是等現在的違建拆完了之後，再慢慢拆。

　　仲介多半會告訴買主，頂樓加蓋的部分已經被列入緩拆，所以買一屋賺一屋，相當划算，可是他並沒有對屋主說明，違建會影響房子結構，增加使用風險；如果違建妨礙了消防動線，仍然要面臨被拆除的命運，或者遭受到樓下住戶以侵權方式提告而須拆屋。

　　究竟你買的房子是否被列為拆除對象呢？為了避免買到已經被建管處列管準備拆除的屋子，建議在買屋前，先確認是否屬於違建？而該違建是否已經被排入拆除表中？以台北市為例，買屋前可以先上台北市建管處網頁搜尋（http://www.dba.tcg.gov.tw/new-web/compaq/squatter/squ_dlg.asp），以確保房子不會被舉報拆除。

　　另外，在購買預售屋的時候，也必須仔細對照建築藍圖及樣品屋，是否有夾層或是陽台外推的情形，以免交屋後就馬上被舉報，而面臨必須拆除的命運。

八、凶宅、輻射屋、海砂屋或地震危樓：一聽到凶宅、輻射屋、海砂屋及危樓，相信不會有人想要住到裡頭去，可是目前的房屋市場中，這些物件也的確存在著，要怎麼避免買到這些有瑕疵的屋

子，除了仔細觀察房屋現況，例如是否投資客以粗糙的裝潢手法掩飾漏水的事實、或者是否進行輻射屋檢測、氯離子含量檢測等，以確保房子處在適合居住的狀況。

談到海砂屋檢測，仲介都會提出保證，而且如果你買到海砂屋的話，也是會有保障的。但這樣的保障，並不是說你不幸買到海砂屋就可以退款或是賠償全部金額，仍是要看所謂的氯離子含量多寡而定。

像楊太太（化名）就是一個很倒楣的例子。她在某仲介加盟店的介紹下，買了一間近30年的老公寓，仲介跟楊太太拍胸脯保證，她所買的房子絕對不是海砂屋，是高氯離子屋（事實上，海砂屋正是指氯離子含量過高的房子），而且仲介說法是，現任屋主已經住了10多年，應該沒有問題，否則房子早就倒了。楊太太覺得仲介說得有道理，就不疑有他。一直到申辦貸款的時候，銀行行員提醒楊太太，台北縣汐止地區的老房子最好做一下海砂屋檢測。

檢測結果發現，她的房子氯離子含量介於新舊標準值間，也就是說依照政府新標準，房子就是俗稱的海砂屋；而依照舊標準，則氯離子含量還差一點點，但的確也是偏高。由於氯離子的含量偏高，可以想見其房子的鋼筋勢必已經受到鏽蝕，楊太太當然想要退屋。就在這時候，仲介對楊太太說，由於他們是加盟店，並不享有總公司廣告中所說的保障，而且在該公司的文宣中也註明，氯離子的檢測數字要超過舊的標準值才享有補助，目前

◎買到海砂屋、輻射屋如何自保？

　　海砂屋、輻射屋均為「法律上明訂的重大瑕疵」，建議買賣雙方簽約前請有認證的實驗室進行檢測。因為即使新屋交屋時都有使用非海砂證明，但是這個聲明非常不可靠，因為我知道的幾件個案，最近檢查出來的海砂屋也都有由廠商提出的非海砂證明，更不要說有些仲介會以建築年分及他們成交的經驗去告訴消費者是不是海砂屋，這種作法只有安慰的效果。

　　雖然政府在1995年規定建商於各樓層施工時，需檢附氯離子含量檢測報

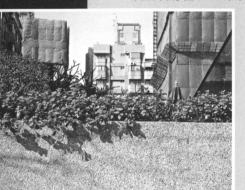

告單及混凝土業者品質保證書，送交當地主管建築機關備查，但是如果廠商要偷工減料，還會笨到送有海砂的樣品去檢驗單位檢查嗎？所以當然都合格了。

　　真的不幸買到了海砂屋，消費者可以向消基會或消保官提出申訴，依情形看是向建商請求損害賠償，或是向仲介要求懲罰性賠償。但是官司通常曠日廢時，等三年還不一定有結果。三年內如果房子倒塌了，家人的生命就受到危害，這可不是事後官司可以挽回的。如果買到的房子氯離子含量是介於0.3～0.6kg/ m³之間，也就是新舊兩標準之間，可能打官司也贏不了，很多消保官手上都有一堆這種案子。雖然政府訂有「高氯離子混凝土建築物善後處理辦法」，但些微的補助對消費者而言，幫助也很有限。

　　最後提醒大家，消保會備有「成屋買賣契約書範本」，其中應記載及不得記載事項規範，必須要詳加閱讀，並留意仲介業者提供的不動產說明書中，對海砂屋、輻射屋是否有明確記載，賣方和仲介有否善盡告知的義務，以保障自身的權益。

房子的檢測數值未達總公司所說的補助標準。不過，楊太太對於此一說法不能接受，堅持要退訂，並告訴仲介如果不能無償退訂的話，就訴諸法律。最後，屋主擔心後續如果有訴訟糾紛將影響售屋，因此才答應讓楊太太退50萬的訂金。

　　類似楊太太的狀況其實不是個案，很多的危險房子是肉眼無法看出來的，因此建議大家在有疑慮時，最好簽約前可以對房子進行海砂、輻射等專業檢測。

九、漏水、龜裂、壁癌：房子會漏水，其實除了影響外觀外，同時也會影響到居住者的身體健康（例如黴菌會引發肺部及心血管疾

◎上網查一查，避免買到瑕疵屋？

地震受損建物（台北市）
網址 http://www.dba.tcg.gov.tw/newweb/htm/n_bldsec.htm

海砂屋（台北市）
網址 http://www.dba.tcg.gov.tw/newweb/htm/doc/0961031111104.htm

說明：網站上所列的是已知的問題房屋，但沒有在網頁上的房子，卻也不保證完全沒有問題，有時候只是沒有檢查當然就沒發現，像最近我所知道的海砂屋在網上也都沒登錄，有的才建好5～6年，就因海砂出現樑柱裂痕，所以最好在實際付款前，委請專業人士再次檢測，以確保安全。

輻射屋（全台）
網址 http://gamma.aec.gov.tw/ray/house.asp

說明：該資料有掛一漏萬的問題，因為絕大多數的房子未做實際的檢測。

凶宅網（全台）
網址 http://www.unluckyhouse.com/

病），而龜裂的房子則是有結構上的安全考量，至於壁癌嚴重者則可能有海砂屋的嫌疑，可是大多數的海砂屋在早期只能看到輕微的樑柱裂痕，很多屋主都會自己解釋成漏水或裝潢施工不當，而忽略了最嚴重的鋼筋膨脹問題。有些屋主明明知道房子已經有問題，但為了將房子脫手，因此會以裝潢、貼壁紙或重新粉刷等方式來遮掩，因此在購屋前，請務必特別注意。另外，如果事前已經知道房子有漏水等情況，最好在簽約時可以請代書將瑕疵及雙方約定的處理方式在契約上註明，例如漏水保固半年，或屋主可以保證修繕等，以確保雙方的權益。

買屋陷阱4　不當合約

本文共同作者：張家琦律師

手法：合約用詞含糊、不肯定、採原則性字眼、沒有標明人事時地物等。

安琪（化名）看上了一間位在市中心的預售屋，建商在合約上標示該預售屋將於動工後420天左右交屋，安琪心想一棟大樓蓋一年多應該很合理，合約沒有什麼問題，就開心的簽約了。但左等右等，已經過了預定交屋的期限，房子就是還沒開始施工。不甘心已經交付的款項轉眼落空，安琪決定去找律師，想要控告建商違約，並拿回已付款項。

當律師看完買賣契約後，告訴她一個晴天霹靂的消息，那就是她控告建商的依據，是因為契約中只載明「自施工日起算420個工作天」，但契約中並沒有註明建商會於何時施工，因此建商並無法律責任，而安琪也只能自認倒楣。

　　由於房子的買賣契約牽涉層面較廣，因此我特別邀請台陽生科商務法律事務所張家琦律師提供本文中的專業法律意見。像上述個案這樣含糊帶過的買賣合約其實相當多，大多數的建商或仲介為了保障自己的權益，在合約上面，都會盡量讓自己得以便宜行事，卻對買方要求相當嚴格。這對於買方是相當不公平的一件事，不過已經走到要簽約的買方，對於房子一定是相當滿意，往往一心只想要趕快把房子變成自己的名字，而對於此一關卡採取較為隨便的態度。事實上，不論是購買預售屋或是二手屋，如果在合約這一關不夠小心謹慎的話，仍有可能吃大虧。

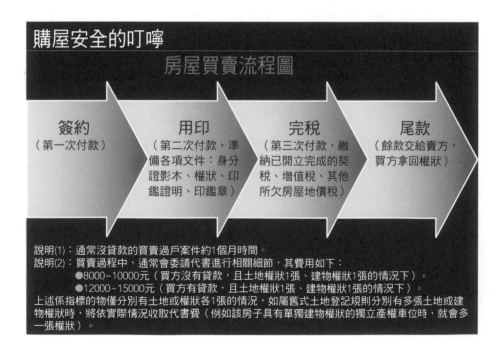

購屋安全的叮嚀

房屋買賣流程圖

簽約	用印	完稅	尾款
（第一次付款）	（第二次付款、準備各項文件：身分證影本、權狀、印鑑證明、印鑑章）	（第三次付款，繳納已開立完成的契稅、增值稅、其他所欠房屋地價稅）	（餘款交給賣方，買方拿回權狀）

說明(1)：通常沒貸款的買賣過戶案件約1個月時間。
說明(2)：買賣過程中，通常會委請代書進行相關細節，其費用如下：
　●8000~10000元（買方沒有貸款，且土地權狀1張、建物權狀1張的情況下）。
　●12000~15000元（買方有貸款，且土地權狀1張、建物權狀1張的情況下）。
上述係指標的物僅分別有土地或權狀各1張的情況，如屬舊式土地登記規則分別有多張土地或建物權狀時，將依實際情況收取代書費（例如該房子具有單獨建物權狀的獨立產權車位時，就會多一張權狀）。

　　由於買賣雙方的契約用語多半艱澀又密密麻麻，因此許多的購屋者通常沒耐心逐條細讀，而是「隨便瞧瞧」，只留意案名、姓名、交易金額等就欣然蓋上印章，忽略了其實每一條條款都牽涉自己的權益，等到真的出了問題，後悔已經來不及了。

　　由於房子的買賣契約牽涉層面較廣，建議購屋者不要輕言放棄7天的審閱權，在蓋章前，不要怕麻煩花點時間和心思，把合約逐條看過，如有疑問、或是需加註的地方，一一挑出請建商或仲介代為說明並備註、或是請教律師，這樣才能把交易的風險降到最低。

江醫師特效藥 1　確認產權，地主勿過多

　　購買預售屋時，通常會簽署兩份合約，一份是房子的，那是和建商所簽訂的契約；一份是土地的，那是和地主簽訂的契約。很多購屋者在買房子的時候忽略了產權的確認，而不清楚該土地或房屋是否被設定抵押、或是有私人借貸及信用貸款等問題。建議買屋前要從土地謄本及建物謄本上，確認所有權人是否有設定抵押？

　　另外，預售屋需要特別留意買賣契約上的地主是否過多，因為通常一個大建案，其地主不會只有一個，於是就容易出現一些買賣上的風險。倘若某基地有十個地主，但其中一個地主的土地在過戶前，因為私人因素被假處分，如此一來，同個建案有些地方可能已經開始動工，有些卻無法進行，最後導致使用執照無法核發，對於買方來說是毫無保障。在這種情況之下，買方是無法對建商提起訴訟，因為這並

非建商的問題，所以也不需負責，因此在處理上會相當棘手。所以購買預售屋的時候，要一併了解該基地的地主背景，或是選擇建商已經將地主土地過戶的案子，如此一來風險會比較小。

江醫師特效藥 2　相關文件瞧仔細

　　為了確保買的房子產權清楚，在簽約前有幾項文件必須要調出來查證：

☑登記簿謄本：

　　千萬不要以為看到了所有權狀，就表示是賣方擁有房子或車位的產權，因為所有權人的房屋可能被查封或是假處分，因此最好以地政機關所記載的登記簿為主，可以詳細知道土地及建物的權利狀況（土地及建物座落、面積、門牌、權利範圍、有無限制登記、停車位產權狀況等）。另外，在車位的部分，也需要特別留意是否為公共或獨立權狀的車位，因為可能實際上只是防空避難室。

　　建議在房子簽約之前再申請一次建物及土地謄本，因為有可能在你看屋的時候，雖然已經調查了房子的產權沒有問題，但到你簽約前仍有段時差，屋主仍可能因為債務關係，在這期間導致房子被扣押，因此為了確保自己的權利，務必請代書請領簽約當天的土地及建物謄本確定產權是否清楚？有無被查封？以保障交易的安全。

☑地籍圖

藉由地籍圖可以了解房屋所在的土地形狀、大小、座落、界址、面積、都市計畫、道路狀況等，最好特別留意鄰地的產權，以確保房屋及社區出入道路的產權是住戶共有或建商所有（可請建商提出土地使用同意書），以免到時候出現道路被原地主圍路，陷入無法出入的困境。

☑建物平面圖及位置圖

建物平面圖及位置圖可以幫助了解到屋子的地號、面積、附屬建物面積，以及樓層處和所在樓層等。透過這些資訊，除了確保房子是否有增建、違建的情形外，還可以推算房子的坪數。至於房子的實際坪數，在交屋前宜請專業人員仔細測量，在測量房子時常常發現，很多房子建好後總是比合約上的坪數少0.6至0.99坪，這是因為目前的購屋合約都聲明誤差不足1坪不互相找補，可是這樣的合約對於購屋者其實很不利，因為短差的坪數等於被合法的奪走，但是在台北這微小的坪數可能價值30～60萬，對上班族而言是很大的損失。

☑土地使用分區證明

土地使用區分除了影響房子未來的發展性外，也有可能因為買在住宅區而無法申請當作辦公室，因此在簽約前務必確認清楚。在台灣很常見的糾紛是所謂的工業住宅的問題。工業區的土地因為台灣產業外移而大量閒置，再加上早期有些工業區緊鄰一些繁華地段，所以建商將工業區土地以商業設施或廠房廠辦等名義申請，因土地取得較便

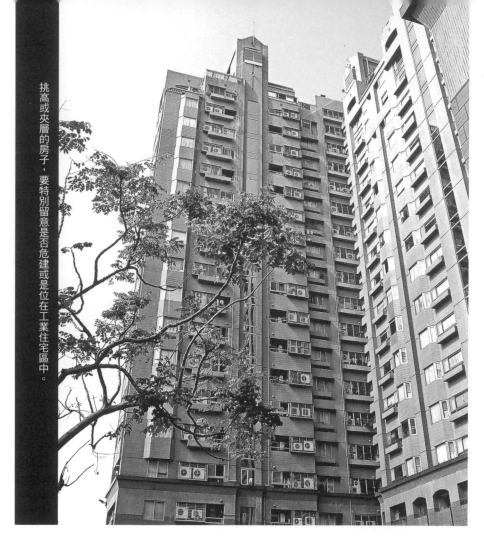

挑高或夾層的房子，要特別留意是否危建或是位在工業住宅區中。

宜，所以興建住宅會有較高的獲利。

　　工業住宅常有一個特徵是樓高達3.6公尺，一般的建物樓高約2.8～3公尺（非淨高，一般房地產廣告是含上下樓層厚度約30～50公分，公寓和大廈樓層厚度略有不同），除非建商刻意標榜挑高，不然很少有此高度。所以，如果你買的房子樓板間距高達3.6公尺，建商也非特意標示夾層設計的話，就應該要懷疑是否買到工業住宅。雖然考慮到現實環境，牽涉到經費、人力等實際問題，主管機關並不致於全面取

締，但是工業住宅常有空氣污染（惡臭、懸浮微粒及揮發性有機化合物比較多）、噪音等問題，再加上大型卡車、貨櫃車等出入頻繁，對於居住者還是有健康安全上的顧慮。此外，工業住宅還是有些不利一般買家的條件限制，像是不能申貸優惠房貸等。

☑都市計畫圖

若你認為都市計畫和自己沒有關係的話，可就大錯特錯。有沒有想過你家隔壁的空地在幾年後有可能變成垃圾焚化廠。為避免買到一個「前景堪憂」的房子，倒不如事先申請都市計畫公共設施用地土地使用區分證明，台北市可上網查詢，其他地區可向各鄉鎮市公所工務課申請，看看未來是否會出現特別令人憂心的設施，例如垃圾焚化廠、掩埋場、變電所、墳墓、屠宰場、砂石場等用地。

☑建築執照、建物藍圖

購屋地點在台北市，可上網查詢或向建管處申請建築執照及建物藍圖，其他地區可向各縣市政府建管課申請。

若是買預售屋的話，一定要請建商提供建築執照及建物藍圖。建築執照可以讓我們清楚知道賣方是否就是建商，以及開工、施工等相關約定。另外，建物藍圖可以用來和銷售人員所給的家具配置圖做比較，可以進一步了解屋子的正確比例、坪數、方位及水電配置等情形，以免發生臥室擺不進床舖的情形。

☑使用執照

　　台北市可上都發局網站查詢或向台北市政府建管處申請，其他地區可向各縣市政府建管課申請。如果房子沒有使用執照的話，則有可能是沒有登記或是屬於違建，在購買時應該要特別注意。

江醫師特效藥 3 留意履約保證的陷阱

　　許多仲介業者都有「成屋履約保證」，強調藉由他們買屋賣屋，「保證銀行出面負責應有賠償，將所有風險歸零」，使買賣雙方認為因為有銀行做擔保，所以不會有任何交易上的風險，進而產生不合理期待。但事實上，他們的「代辦履約保證委任契約書」及「履約保證

◎上網查一查，
　都市計畫圖、建築物執照、建物藍圖、使用執照？

台北市政府都市發展局 / 土地使用區分申請及查詢使用系統
網址 http://www.zone.taipei.gov.tw

台北市市民e點通 / e通申辦 / 60-1 建築執照檔案圖說複印
（建築執照、建物藍圖查詢）

網址 http://eservice.mytaipei.tw/hypage.cgi?
　　　HYPAGE=form.htm&s_uid=023050

台北市政府建管處 / 執照存根查詢（使用執照查詢）
網址 http://www.dba.tcg.gov.tw/newweb/htm/main.asp

書」規定，在產權移轉後，如果買方違約，賣方須向法院訴請歸還產權，或請求給付尾款並等待判決確定後，才能取得專戶的結餘金額；因此若買賣雙方不履約時，還是可能產生訴訟，以及交易時間與機會成本等風險。

　　有一件個案就是在仲介的「履約保證」下買了一間房子，但是在過戶時因原屋主的債務導致房屋被查封，買方本來以為若無法過戶就可以把錢拿回來，結果是錢雖沒有被屋主領走，但他也暫時拿不回來。原來執行履約保證的公司（有些仲介公司委託銀行、有些是建築經理公司，這也是買方要特別留意的）要求要有法院的判決才能發還款項，所以買方上千萬元的購屋款就被卡在仲介的履約專戶中，恐怕得等兩三年有了判決結果後才可以拿回來。這下子，不但沒錢買房

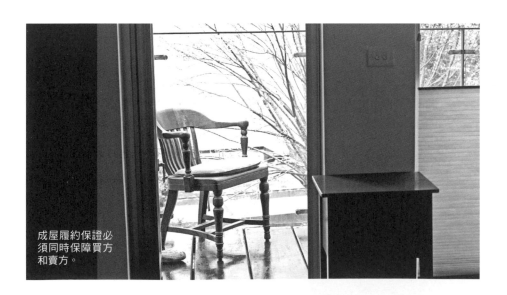

成屋履約保證必須同時保障買方和賣方。

子，等拿回錢時，房價又不知飆到哪裡了？

地政專家王進祥建議：履約保證不能做一半！最完善的作法應該是買方將錢交付銀行專戶的時候，屋主也應該將權狀交付信託，如此一來，就可以保障買屋者一定可以取得權狀，而賣屋者一定可以拿到價金（請見第256頁，由地政專家王進祥提供更詳盡的說明）。

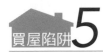

買屋陷阱 5 驗收不實

手法：與當初買賣契約約定的衛浴設備使用品牌不同、坪數不符，水龍頭沒水、廁所馬桶不通……，只做表面功夫。

某別墅社區一遇大雨就淹水，剛搬進去不到半年的住戶飽受淹水之苦。後來請人勘查，才發現建商根本沒預留下水道空間，雨水無處可排泄，當然就會淹上來。

住戶為了討公道，組成自救會與建商協調，可是因為賠償方式與金額一直無法達成共識，該社區面臨只要下雨就會淹水的困境，讓住戶苦不堪言。

買成屋也好、預售屋也罷，當房子要正式交到自己手中的時候，務必要仔細勘驗，以免日後發現有漏水、水電瓦斯無法使用等問題。

其實，若是買預售屋，最好可以每星期自己去工地現場查看，或委託專業人員監理，可以了解是否有照進度施工？一般說來，施工過快或過慢對於屋子的結構都會造成影響（一層樓需30天以上完成較為

合理），因為如果過快的話，混凝土未完成而影響設計強度，對於房子的結構安全將產生影響。另外要特別留意的是，混凝土澆灌的時候是否有摻水的情形？因為這也會影響到混凝土的強度，建議在灌漿的時候，可以到現場看一下。如果未來的屋主勤於檢視，工地人員也會比較仔細，包含箍筋的數量和鉤角等也可以避免偷工減料。

在最後驗收過程中，不論是多小的問題，只要屋主或建商未能立即處理，或是提供解決辦法的話，千萬不要付款，否則到時候可能求償無門。

在此，提出驗收時需特別注意事項，供讀者參考。

江醫師特效藥 1　丈量實際坪數莫馬虎

誠如之前所說的，當買賣合約上註明，實際坪數與合約坪數差別不足1坪時，不互相找補。因此，有些建商會遊走在合約邊緣，硬是減少0.9坪，如果以1坪40萬計算的話，建商就合法賺到36萬。我知道許多交屋驗屋時，常常發現有實際坪數短少的情況，因此驗收房子的時候千萬要注意坪數是否有誤差，才不會讓自己平白損失了數十萬。

江醫師特效藥 2　留意窗戶角隅裂縫

在結構施工時如果角隅補強工作不夠落實，往往窗戶角隅就會出現結構裂縫，如果沒有事後補強的話，屋主將受漏水之苦，嚴重的話

恐怕房子結構也將大受影響。

江醫師特效藥 3
別被假的排風扇騙了

　　有些建商因為偷工減料，所以在浴室只裝了排風扇，卻沒有裝設排風管，因此排風扇淪為裝飾品，浴室的濕氣無法往外排，都跑到天花板去了，這除了會導致室內換氣不良外，更容易因為濕氣過高而滋生黴菌，影響住戶的健康及生活品質。

江醫師特效藥 4
注意木門上的白蟻

　　木門上有白蟻的洞穴或齒痕必須立刻更換，否則不久其他的木門及家具就會被白蟻入侵了。

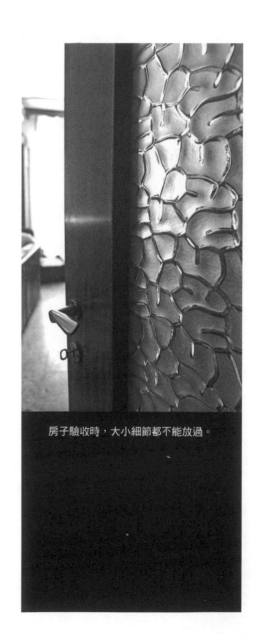

房子驗收時，大小細節都不能放過。

江醫師特效藥 5 確認消防設施是否健全

雖然新建案都要通過消防檢測才能取得使用執照，可是仍然看過消防栓裡面沒有接水管，就只有一個裝飾性消防頭的荒謬個案，這樣子的作法根本是罔顧買屋者生命財產的安全，因此在驗收時不可不慎。

江醫師特效藥 6 漏電遮斷器少不得

凡是有觸電可能的潮濕地區，如浴室、露台、廚房均需使用漏電遮斷器，來保護使用者居住的安全，因此正確的作法是，相隔兩處的兩個浴室及廚房的獨立迴路都各需要一個漏電遮斷器。在此特別提醒消費者，別輕忽此項檢查工作，以確保自己和家人的生命財產安全。

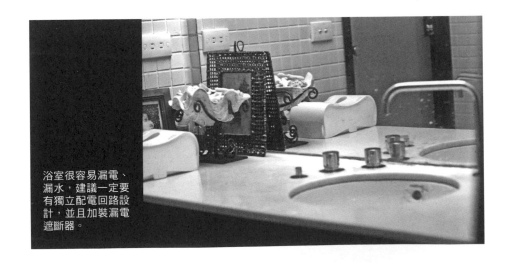

浴室很容易漏電、漏水，建議一定要有獨立配電回路設計，並且加裝漏電遮斷器。

交屋驗屋項目DIY

※確認無誤的話，就在表格前方□打✔。

1	□	檢查門窗及紗窗是否有開關閉鎖正常？
2	□	檢查門窗四周是否有裂縫？
3	□	檢查牆壁樑柱是否有裂縫？
4	□	檢查室內是否有異音、異味或水漬？
5	□	檢查供水水壓是否正常？未使用水時水表是否靜止？
6	□	檢查衛浴設備是否外觀完整無變形、無斑點、無污損、龜裂、破損？
7	□	敲擊廚房浴室磁磚是否有內襯料空洞不實的聲音？
8	□	檢查廚房浴室磁磚是否色澤尺寸一致、表面無浮凸白華現象？
9	□	檢查各排氣(煙)管是否依規定安裝牢固？
10	□	檢查廚房浴室地坪是否洩水良好、有無積水情形？
11	□	檢查廚房衛浴設備配件動作是否正常？
12	□	檢查牆上開關插座是否能有效控制？運作是否正常無雜音？
13	□	檢查設備規格廠牌是否與合約相符？是否提供保固書？
14	□	檢查陽台排水口位置及洩水是否正常、有無積水現象？
15	□	檢查周邊水溝排水是否正常？
16	□	確認前後陽台及花台是否設置落水頭？
17	□	落水口通水試驗有無雜音或氣泡溢流現象？

房屋交易有要訣

中華民國地政士公會全國聯合會　**王進祥**榮譽理事長

　　買賣房地產的交易，除了買方或賣方當事人外，一般尚有地政士（代書）及不動產經紀人兩個重要的專業人士居間處理，當房地產的交易安全無虞，才能夠保障買賣雙方。房地產交易中所涉及之產權、登記、稅費負擔、住戶規約、貸款額度、利率、付款方式、交屋、違約處理、理財規劃，均有賴專業的地政士及仲介經紀人把關以防患未然。因此，實務上若能再掌握以下幾個重點，房地產交易零缺點更是指日可待：

一、要約書與斡旋金

　　簡單說明「要約書」和「斡旋金」的差異，就是在簽訂「要約書」時，並不需要先付錢，只不過是告訴屋主，有興趣買他的房子以及你的出價，這是內政部公定的版本。至於斡旋金則是仲介想出來的辦法，主要目的是希望你先付錢、拿出「誠意」，以便他們代為向賣方進行議價之交涉。然而，很多買賣糾紛就是從這裡出現的。

　　例如，一旦付了斡旋金後，想要反悔不買時，斡旋金可能會被沒收或扣抵一部分費用，或者是仲介以其他名義希望保留斡旋金，繼續帶你看其他的房子，想盡辦法讓交易成功。

　　通常仲介不會主動告知有內政部版本的「要約書」，不過，現在行政院公平交易委員會和消費者保護委員會已要求仲介必須事先告知買方有「要約書」，且不用先付錢，然後再由買方自行選擇，看是否要使用斡旋金。

　　不過要小心，有些仲介會在他們的斡旋金合約中加註「本人願意放棄使用要約書」，但卻不向買方多做說明，若買方不慎簽了該斡旋金合約，屆時就算有斡旋糾紛時，買方也喪失了自保的權利。

　　在此，要特別提醒買方一點，不論簽的是「要約書」還是「斡旋金」，如果在賣方還沒同意賣房子前，都可以撤回，建議使用「存證信函」通知，否則很容易又造成糾紛。

◎內政部版要約書

　　內政部目前有印製各項不動產交易相關契約書範本，有「房地產委託銷售契約書」、「房屋委託租賃契約書」、「成屋買賣契約書」、「預售屋買賣契約書」、「預售停車位買賣契約書」等定型化契約範本，提供民眾參考下載參考（http://www.cpc.gov.tw/index.asp?pagenumber=041），也可以至內政部中部辦公室不動產交易科親索（台中市黎明路二段503號）；或註明姓名、電話、地址及欲索取資料，傳真至04-22502372；或函索皆可。

二、履約保證的陷阱

目前房地產交易中，常有所謂的「履約保證」受到詬病，因為目前仲介的作法都不算保證，而只是凍結買賣價金的支付而已。所謂「履約保證」，就是保證履約，亦即讓買賣契約繼續完成至買方全部給付價金，賣方完全交屋及產權登記完竣為止，實務上若發生買方因故未能如期付款，保證者應該先行墊付價金，或者是先將房子辦理過戶（日後再和買方求償），或者是以違約論處，沒收買方價金，並解除契約。但是目前並沒有任何一家仲介業者有能力如此做。現在市場上所稱的履約保證只是付款中間人制度，也就是把買方的錢先存放在銀行，但對於交易中最重要的房子產權，卻仍在屋主手上，因此，產權發生瑕疵、或經查封及假扣押、或契約發生爭議、或買方無能力付款，或是貸款金額、付款方式、利率發生爭議，或是住戶規約有所限制等，均只是「協助」處理，並非保證處理至完善。

事實上，仍有辦法做到真的履約保證，建議採取信託登記的方式。首先，當買賣雙方簽訂契約後，立刻進行「買賣契約已付價金的擔保品抵押權設定」，也就是說假如1,000萬的房子，買方已經付了300萬，應該就賣方的房子抵押設定300萬給買方，一旦出了問題，買方也可要求賣方返還300萬。

其次，買賣過程中，最怕房子被查封拍賣或假扣押、假處分，所以最好可以將房子信託登記給第三人（專業人士或銀行），依照信託法第12條規定，信託財產不得被強制執行，如此一來就可確保房子不

房屋買賣契約中的每項條文，都必須詳加閱讀，這關係到全家人的健康和幸福。

會被查封拍賣。

如果真的可以這樣做的話，相信就可以保證買方可依約取得清楚的房子產權，賣方也可如期取得價金。目前的付款中間人制度只是買方把錢交給第三者保管，由第三者再轉交給賣方，但一個比較完整的作法應該是，買方把應付的錢、賣方把房子通通交到第三人（信託之受託人）手中，然後由第三人將房子過戶給買方、將金錢交給賣方，並在信託契約中明定瑕疵擔保、糾紛調處、爭議仲裁之信託目的與信

託機制，這樣才能算是真正的履約保證。

三、買賣簽約的原則

簽約應注意事項，涉及龐大的專業，但消費者首要重視的為：切記在簽署契約時，絕對不能使用不確定或不明確的文字，例如「買方某某某原則上在2月5日付款」，這樣就算對方在2月5日沒有付款，也不會受罰，理應詳細的標明所有的人事時地物，什麼人在什麼時間以前，一定要做到什麼事情，若未做到時如何罰責，如此才不會模稜兩可，導致後來糾紛頻頻。

四、擁有自己的代書

建議不論是買賣雙方都應該各自找代書，如此買賣雙方的代書才能各盡其責，將相關的稅費問題、產權調查與分析做到最好。盡量不要靠仲介指定的代書，因為代書的責任很多，不是只有辦理產權移轉或登記而已，然而仲介合作的代書，對買賣雙方而言，難於維護買方利益，當然並非是仲介公司配合的代書不好，而是立場不同，要知道房地產交易的兩大支柱，就是仲介和代書，所以這兩個系統與專業，最好分開而獨立進行，且應相輔相成才是。

事實上，代書除了可以做一般的登記移轉外，他們還可以用專業做好下面的事情：

● **產權調查：**

調查房子的產權面積、抵押貸款、稅費成本、節稅規劃，甚至座

落何處、會不會有都市計畫道路、公設多少、車位要不要另外買等，一個稱職的代書絕不會讓你吃虧。

● **產權分析：**

有些大樓可能前面是商業區、後面是住宅區，基地座落為二個地號，但其持分比例如何？這些仲介其實都不是很清楚，但是代書一定會調查清楚，甚至住戶規約的內容等，因為要買房子一定要清楚這些細節，不然有可能買了房子卻不能如願搬進去住。例如有位愛貓的小姐買了套房，原本開心的想要帶著愛貓搬進去，然而後來才發現公寓大廈之住戶規約有規定不得飼養寵物，當然無法順利入住。

● **契約簽訂、辦理產權登記、監督交屋：**

房子契約簽訂的過程中，一定都要有代書在場。另外，還有交屋時，最好可以邀請代書一起去，因為代書除了對產權較了解外，還可以幫你看看屋況、公設管理及地下室停車位的坪數、規劃、前後空間、位置對不對，有沒有虛坪或不合理之產權持分分配。

最後，提供你找代書的一些方法，像是可以透過親朋好友介紹、從網站上搜尋並看網友評價，尤其是要找已經加入公會的代書，並從地政士公會裡找出代書的自我簡介，或從網路上搜尋該代書的背景，藉此了解代書的行事為人，知己知彼百戰百勝。在此，祝大家買屋、賣屋順利。

國家圖書館出版品預行編目資料

如何挑選健康好房子：江守山醫師的安心選屋指
南 / 江守山著.；—二版.—臺北市： 新自然主
義, 幸福綠光 2017.12
面: 公分

ISBN 978-986-95019-6-5（平裝）
1.健康法 2.危險住宅 3.房屋健築

411.6   106013830

如何挑選健康好房子【增訂版】
江守山醫師的安心選屋指南

作　　者：江守山
編輯顧問：洪美華
總 編 輯：蔡幼華
責任編輯：黃信瑜、何喬
特約攝影：馬樹立、何沐恬

特約編輯：張怡文、章嘉凌
特約插畫：劉素臻
美術設計：龔游琳
行　　銷：莊佩璇
編　　輯：王桂淳
讀者服務：黃麗珍、洪美月、巫毓麗

出 版 者：幸福綠光股份有限公司 / 新自然主義
地　　址：台北市杭州南路一段63號9樓
電　　話：(02)2392-5338
傳　　真：(02)2392-5380
網　　址：www.thirdnature.com.tw
E-mail：reader@thirdnature.com.tw

印　　製：中原造像股份有限公司
初　　版：2008年4月
二版一刷：2017年12月20日
二版三刷：2017年12月26日

郵撥帳號：50130123 幸福綠光股份有限公司
定　　價：新台幣420元

本書如有缺頁、破損、倒裝，請寄回更換。
ISBN 978-986-95019-6-5

總 經 銷：聯合發行股份有限公司
　　　　　新北市新店區寶橋路235巷6弄6號2樓
　　　　　電話：(02)29178022 傳真：(02)29156275

【照片出處】

● 三木工程股份有限公司= p156

● 大朵文化‧張詠宣= p19、p21、p23左、p23右、
p25、p32、p41左、p41右、p43、p47、p55、p59、
p69、p82、p91、p129、p131、p178下、p187、
p202、p250、p253、p254

● 台灣歐德傢俱股份有限公司= p35、p51、p53下、
p57、p93、p110、p112、p119、p134、p136、p158、
p161、p164、p170、p181、p184、p259

● 江世雄結構技師事務所= p149左

● Dr.Living江醫師房屋健檢中心= p53上、p74、p88、
p102、p109、p116上、p121、p146左、p149右、
p152上、p153、p166上、p178上、p216

● 和合設計= p37左、p37右、p87、p96、p133、p143
左、p143中、p152下、p160、p166下、p168、p177

● 晶華空間設計公司‧丁權設計師= p49上、p61上、
p61中、p65

● 廖偉閔= p90、p142上、p172

● 龔游琳= p68、p116下、p193、p212、p240

● 編輯部= p20、p30、p31、p34、p44、p46、p49下
、p58、p61下、p72、p77、p83、p97上、p97下、
p124、p126、p138、p139、p142下、p143右、p146
右、p151、p169、p174、p180、p189、p191、p247

● 馬樹立= p234

● 何沐恬= p222、p228、p230、p232

● 良茂機構= p231

● 元利建設= p233

● 三圓建設= p235

寄回本卡，掌握最新出版與活動訊息，享受最周到服務

加入新自然主義書友俱樂部，可獨享：

會員福利最超值
1.購書優惠：即使只買1本，也可享受8折。消費滿500元免收運費。
2.生日禮：生日當月購書，一律只要定價75折。
3.社慶禮：每年社慶當月（3/1～3/31）單筆購書金額逾1000元，就送價值
　　　　　300元以上的精美禮物（贈品內容依網站公布為準）。
4.即時驚喜回饋：（1）優先知道讀者優惠辦法及A好康活動。
　　　　　　　　（2）提前接獲演講與活動通知。
　　　　　　　　（3）率先得到新書新知訊息。
　　　　　　　　（4）隨時收到最新的電子報。

入會辦法最簡單
請撥打02-23925338分機16專人服務；或上網加入http://www.thirdnature.com.tw/

（請沿線對摺，免貼郵票寄回本公司）

 100 台北市杭州南路一段63號9樓

廣　告　回　函
北區郵政管理局登記證
北 台 字 0 3 5 6 9 號
免　貼　郵　票

新自然主義
幸福綠光股份有限公司
GREEN FUTURES PUBLISHING CO., LTD.

地址：台北市杭州南路一段63號9樓
電話：（02）2392-5338　傳真：（02）2392-5380
出版：新自然主義‧幸福綠光
劃撥帳號：50130123　戶名：幸福綠光股份有限公司

GREEN FUTURES

新自然主義
幸福綠光

讀者
回函卡

書籍名稱：《如何挑選健康好房子》

■請填寫後寄回，即刻成為書友俱樂部會員，獨享很大很大的會員特價優惠（請看背面說明，歡迎推薦好友入會）

★如果您已經是會員，也請勾選填寫以下幾欄，以便內部改善參考，對您提供更貼心的服務

●購書資訊來源：□逛書店　□報紙雜誌報導　□親友介紹
　　　　　　　　□簡訊通知　□書友雜誌　□相關網站

●如何買到本書：□實體書店　□網路書店　□劃撥
　　　　　　　　□參與活動時　□其他

●給本書作者或出版社的話：

填寫後，請選擇最方便的方式寄回：

（1）傳真：02-23925380　　　　　（3）E-MAIL：reader@thirdnature.com

（2）影印或剪下投入郵筒（免貼郵票）（4）撥打02-23925338分機16，專人代填

讀者回函

姓名：　　　　　　　　　性別：□女　□男　　　生日：　　年　　月　　日

■ 我同意會員資料使用於出版品特惠及活動通知

手機：　　　　　　　　　E-mail：

★已加入會員者，以下免填

聯絡地址：□ □ □ □ □ □　　　　縣（市）　　　　　鄉鎮區（市）

　　　　　　路（街）　　段　　巷　　弄　　號　　樓之

年齡：□16歲以下　□17-28歲　□29-39歲　□40-49歲　□50-59歲　□60歲以上

學歷：□國中及以下　□高中職　□大學/大專　□碩士　□博士

職業：□學生　□軍公教　□服務業　□製造業　□金融業　□資訊業
　　　□傳播　□農漁牧　□家管　□自由業　□退休　□其他

BOOK

新自然主義

BOOK

新自然主義